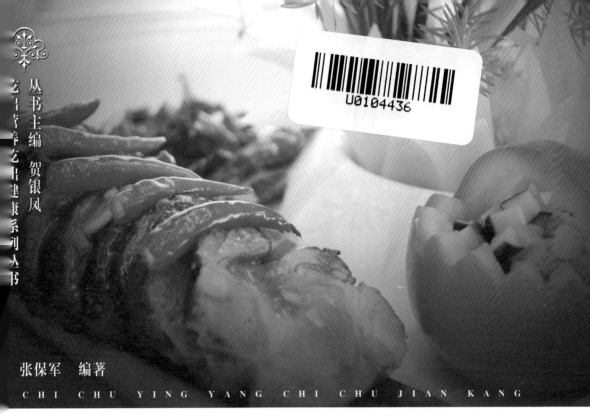

丛书主编 贺银凤

张保军 编著

CHI CHU YING YANG CHI CHU JIAN KANG

ROULEI DE KEXUE CHIFA

吃出营养 吃出健康

肉类的科学食用指南！

CHICHU YINGYANG CHICHU JIANKANG

肉类的科学吃法

ROULEI DE KEXUE CHIFA

■ 肉类食品能供给人体所必需的蛋白质、脂肪、矿物质和维生素，本书将告诉您如何科学合理地食用肉与肉制品，让您不仅爱吃肉，更会吃肉。

科学膳食，营养平衡，一书在手，健康相伴！

内蒙古人民出版社

图书在版编目（CIP）数据

吃出营养吃出健康：肉类的科学吃法／张保军编著.
-呼和浩特：内蒙古人民出版社，2017.10
（吃出营养吃出健康系列丛书）
ISBN 978-7-204-15052-6

Ⅰ.①吃… Ⅱ.①张… Ⅲ.①肉类-食品营养②肉
类-食物养生 Ⅳ.①R151.3②R247.1

中国版本图书馆 CIP 数据核字（2017）第 258988 号

吃出营养吃出健康——肉类的科学吃法

作　　者	张保军
责任编辑	蔺小英
责任校对	郭婧赟
责任监印	王丽燕
封面设计	安立新
出版发行	内蒙古人民出版社
地　　址	呼和浩特市新城区中山东路 8 号波士名人国际 B 座 5 楼
网　　址	http://www.impph.com
印　　刷	内蒙古爱信达教育印务有限责任公司
开　　本	710mm×1000mm　1/16
印　　张	11
字　　数	130 千
版　　次	2018 年 1 月第 1 版
印　　次	2018 年 1 月第 1 次印刷
印　　数	1—3000 册
书　　号	ISBN 978-7-204-15052-6
定　　价	35.00 元

如发现印装质量问题,请与我社联系。联系电话:(0471)3946120　3946173

目录/CONTENTS

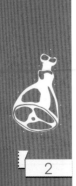

绪论

　　肉类是我们日常生活中食用较多的一种食品,为我们提供了各种各样的营养素。肉类是蛋白质、脂肪、维生素 B_1、维生素 B_2、烟酸和铁的重要来源。肉中蛋白质所含的必需氨基酸充足,在种类和比例上接近人体需要,利于消化吸收。同时,肉中含有能溶于水的含氮浸出物,使肉汤具有鲜味。肉及肉制品中的脂肪随肥瘦程度、部位有很大差异,其中以饱和脂肪为主,熔点较高,主要成分为甘油三酯,少量卵磷脂、胆固醇和游离脂肪酸。其中的碳水化合物主要以糖原形式存在于肝脏和肌肉中,矿物质含量约为 $0.8 \sim 1.2 mg/g$,其中钙含量 $7.9 mg/g$,含铁、磷较高。铁以血红素形式存在,不受食物其他因素影响,生物利用率高,是膳食铁的良好来源。同时,畜肉中 B 族维生素含量丰富,内脏如肝脏中富含维生素 B_2。

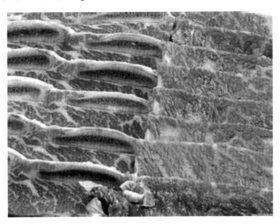

肉有很多种，其中主要包括牲畜、家禽、海鲜。它们含有丰富的蛋白质与脂肪，可以提供给消费者必需的营养与热量。对于营养来说，这些肉有许多相似的地方，但是从口味来说，却因种类不同而差异甚大。比如羊肉带有明显的特殊气味，瘦猪肉中脂肪含量为 20%～30%，而瘦牛肉中含脂肪相对较少，约为 6%，从而导致这些典型的肉类及其制品适合不同的消费者。

怎样吃肉才更科学呢？一般而言，应遵循以下原则：

（1）少吃腌腊熏烤类肉食。腌腊熏烤类肉食在制作过程中，煤炭、汽油、柴油等燃料及肉中脂肪在不完全燃烧过程中能产生致癌物，反复加热过程中也会产生对人体有害的物质。此外，加热时间不足还会使肉中可能携带的寄生虫存活，导致食用者生病。

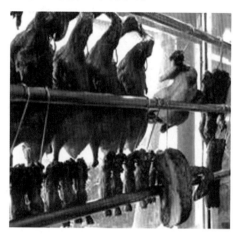

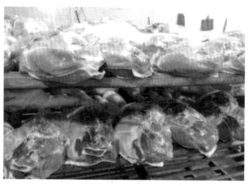

（2）留住冻肉的营养。冻肉在解冻时会有一些养分流失，影响营养与滋味，因此处理时要按照"快速结冻，缓慢解冻"的原则进行。

（3）喝汤还得吃肉。一些人误认为喝汤最能充分摄取肉中养分，实际上，炖汤时绝大部分营养物质不能从组织细胞中渗出，所以不仅要喝汤，还要吃肉。

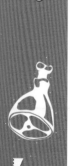

（4）两套刀、案最卫生。有些家庭切水果、蔬菜或无须加热的熟食品与切生肉的刀、案不分，这就很容易传播肠道传染病。正确的做法是备两套刀、案，生熟分开。

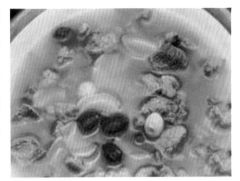

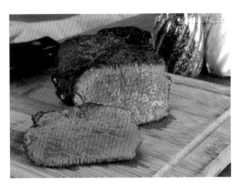

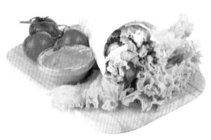

对于肉品或其他食品而言，吃得科学是相对比较高的一个层次。确切地说，在吃得安全的基础上才能吃得科学。在保障基本安全的前提下，对于大众生活而言，如何科学合理地食用肉与肉制品，使食用合理化、营养最大化显得尤为重要。例如，采取何种方式烹饪，具体部位的不同，其煮制应该如何区别等。安全食用、科学食用事关广大人民群众身体健康和生命安全，是消费者最基本的健康权利，肉及肉制品质量安全、科学食用又是重中之重，因此对于肉及肉制品的监控管理成为一项不可或缺的社会任务。

肉类食品能供给人体所必需的蛋白质、脂肪、矿物质和维生素，易被人体吸收利用，具有味美、饱腹作用强、营养价值高等特点。由于肉类食品来源于各种动物且营养丰富，因而其主要的卫生问题是可能传播人畜共患传染病和寄生虫病或腐败变质，造成食物中毒。

在购买生的肉类食品时,应注意检查畜肉上是否有检验合格印戳,严禁出售病死、毒死或死因不明的畜禽肉,严禁销售腐败变质的肉品。对于无任何卫生条件而在街头擅自出售熟肉制品的商贩应予以取缔。肉类食品在食用前必须充分加热,要烧熟、烤熟、蒸透、煮透,肉类中心温度应达到70℃,无血色。烧烤烟熏制品应注意选择热源和加工做法,减少多环芳烃的危害。腌腊制品要有足够的食盐,用量以达到抑制微生物繁殖,防止腐败变质为准。肉类食品在贮存、运输、销售过程中,卫生控制的关键点是低温保存与生熟分开,冻肉要在-12℃以下、相对湿度在95%~98%的条件下贮存,熟肉制品应在0~4℃条件下贮存,腌腊制品要在20℃以下、相对湿度为80%~85%条件下贮存,肉干、肉松则需在低温干净干燥的环境中贮存。使用生熟食品用具、容器时必须分开,避免交叉污染。

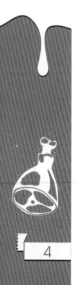

第一章　畜类

第一节　猪肉

猪肉味甘,性平,能滋阴、润燥、补血,是人们餐桌上重要的动物性食品之一。猪肉纤维较为细软,结缔组织较少,肌肉组织中含有较多的肌间脂肪,因此,经过烹调加工后肉味特别鲜美。古书有记载:"凡肉有补,唯猪肉无补。"但现代科学研究证明,只要烹调得当,吃猪肉也是很有益处的。在畜肉中,猪肉的蛋白质含量最低,脂肪含量最高。瘦猪肉含蛋白质较高,每100克含29克蛋白质,含脂肪6克。经煮炖,猪肉的脂肪含量会降低。猪肉还含有丰富的维生素B,可以使身体感到更有力气。猪肉还能提供人体必需的脂肪酸。

猪肉的维生素 B_1 含量是牛肉的4倍多,是羊肉和鸡肉的5倍多。维生素 B_1 与神经系统的功能关系密切,能改善产后抑郁症状,还能消除人体疲劳。

一般来说,猪肉中的脂肪和胆固醇含量要比其他肉类高,因此,肥胖和血脂较高者不宜多食,服降压药和降血脂药时也不宜多食。

猪皮:含有胶质成分和大量的胶原蛋白,有滋阴补虚、清热利咽、补益精血、滋润肌肤、光泽头发、减少皱纹、延缓衰老的作用。

猪蹄:含有丰富的胶原蛋白,能促进皮肤细胞吸收和贮存水分,防止皮肤干涩起皱。猪蹄汤还具有催乳作用,对哺乳期妇女能起到催乳和美容的双重作用。不过,猪蹄中脂肪含量较高,慢性肝炎、胆囊炎、胆结石等患者最好不要食用。

猪肝:含有丰富的铁、磷,是造血不可缺少的用料,是最理想的补血佳品之一。猪肝中富含蛋白质、卵磷脂和微量元素,有利于儿童的智力发育和身体发育。猪肝中胆固醇含量较高,患有高血压、冠心病的人要少吃。

猪骨:即猪科动物猪的骨头。我们经常食用的是排骨和腿骨。猪骨除含蛋白质、脂肪、维生素外,还含有大量磷酸钙、骨胶原、骨黏蛋白等,具有止渴、解毒、杀虫止痢之效,常用于消渴、肺结核、下痢、疮癣。

猪血:又称液体肉、血豆腐和血花等,味咸,性平,有解毒清肠、补血美容的功效。猪血富含维生素 B_2、维生素 C、蛋白质、铁、磷、钙、烟酸等营养成分。但猪血中胆固醇含量较高,高血压、冠心病患者应少食。

肥肠:又名猪大肠、猪肠。猪肠是用于输送和消化食物的,有很强的韧性,并不像猪肚那样厚,含有适量的脂肪。猪大肠有润燥、补虚、止渴、止血之效,可用于治疗虚弱口渴、脱肛、痔疮、便血、便秘等症。

 饮食宜忌

宜

大蒜:猪肉中含有维生素 B_1,如果吃肉时再拌一点儿大蒜,可以延长维生素 B_1 在人体内停留的时间,这对促进血液循环以及尽快消除身体疲劳、增强体质,有着重要的作用。

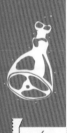
吃出营养 吃出健康——肉类的科学吃法

忌

1.不宜食用未摘除甲状腺的猪肉。

2.服降压药和降血脂药时不宜多食。

3.禁忌食用猪油渣。

4.小儿不宜多食。幼儿长期过量吃动物性食物,尤其是猪肉,势必会摄入大量的脂肪、饱和脂肪酸和胆固醇,天长日久,体内会因脂肪大量堆积而导致身体肥胖。

5.不宜在刚屠后煮食。

6.未剔除肾上腺和病变的淋巴结时不宜食用,食用后很容易感染疾病。

7.老人不宜多食瘦肉。

8.不宜多食煎炸咸肉。

9.不宜多食加硝腌制之猪肉。

10.不宜多食午餐肉。

11.不宜多食肥肉。

12.忌与鹌鹑同食,同食令人面黑。

13.忌与鸽肉、鲫鱼、虾同食,同食令人滞气。

14.忌与乌梅、桔梗、黄连、小荞麦同食,易使人脱发。

15.忌与牛肉、驴肉(易致腹泻)、羊肝同食。《饮膳正要》指出:"猪肉不可与牛肉同食。"这主要是从中医角度来考虑,一是从中医食物药性来看,猪肉酸冷、微寒,有滋腻阴寒之性,牛肉则甘温,能补脾胃、壮腰脚,有安中益气之功。二者一温一寒,性味有所抵触,故不宜同食。中医云:"猪肉共羊肝和食之,令人心闷。"这主要是因为羊肝气味苦寒,补肝、明目,治肝风虚热;"猪肉滋腻,入胃便作湿热",从食物药性讲,配伍不宜。羊肝有膻气,与猪肉共同烹炒,则易生怪味,从烹饪角度讲,亦不相宜。

16.服磺胺类药物时不宜多食。

17.与豆类同食易引起腹胀气滞。

18.猪肉忌与水生菱角同食,会诱发癫痫症。

19.对湿热偏重、痰湿偏盛、舌苔厚腻之人来说,忌食猪肉。

20.不宜大量饮茶,因为茶叶中的鞣酸会与蛋白质合成具有收敛性的鞣酸蛋白质,使肠蠕动减慢,延长粪便在肠道中的滞留时间,不但易造成便秘,而且增加了人体对有毒物质和致癌物质的吸收,影响健康。

21.不要吃涮猪肉,人吃了半生不熟、带有旋毛虫的猪肉,就会感染旋毛虫病,出现发烧、流鼻涕等症状;也不要吃烧焦的猪肉。

 挑选鉴别

买猪肉时,根据颜色、外观、气味等可以判断质量是好还是坏。优质的猪肉,脂肪白而硬,且带有香味,肉的外面往往有一层稍带干燥的膜,肉质紧密,富有弹性,手指压后凹陷处立即复原。

次鲜肉肉色较鲜肉暗,缺乏光泽,脂肪呈灰白色;表面带有黏性,稍有酸败霉味;肉质松软,弹性小,轻压后凹处不能及时复原;肉切开后表面潮湿,会渗出混浊的肉汁。变质肉则黏性大,表面比较干燥,颜色为灰褐色;肉质松软无弹性,指压后凹处不能复原,留有明显痕迹。

首先是看颜色。好的猪肉颜色呈淡红或者鲜红,不安全的猪肉颜色往往是深红色或者紫红色。猪脂肪层厚度适宜(一般应占总量的33%)且是洁白色,没有黄膘色,盖有检验章的为健康猪肉。此外,还可以通过烧煮的办法鉴别,不好的猪肉放到锅里一烧煮,水分很多,没

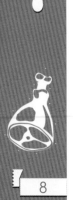

有猪肉的清香味道,汤里也没有薄薄的脂肪层,再用嘴一咬,肉很硬,肌纤维粗。

鲜猪肉皮肤呈乳白色,脂肪洁白且有光泽。肌肉呈均匀红色,表面微干或稍湿,但不粘手,弹性好,指压凹陷立即复原,具有猪肉固有的鲜、香气味。正常冻肉呈坚实感,解冻后肌肉色泽、气味、含水量等均正常,无异味。

劣质肉有废水或药等气味,病理所致的有油脂、粪臭、腐败、怪甜等气味。种用公母猪肌肉较红,结缔组织多,韧性大,不易煮烂或炒熟,口感差。

注水肉呈灰白色或淡灰、淡绿色,肉表面有水渗出,手指触摸肉表面不粘手,冻猪肉解冻后有大量淡红色血水流出。

死猪肉胴体皮肤有瘀血,呈紫红色,脂肪灰红,血管有黑色凝块,因死亡时间长短不同,臭味不同。

 烹饪指南

1.猪肉要斜切,猪肉的肉质比较细,筋少,如横切,炒熟后会变得凌乱散碎;如斜切,既可使其不破碎,吃起来又不塞牙。猪肉不宜长时间泡水。

2.猪肉烹调前莫用热水清洗,因猪肉中含有一种名叫肌溶蛋白的物质,在15摄氏度以上的水中易溶解,若用热水浸泡就会散失很多营养,同时口味欠佳。

3.猪肉应煮熟,因为猪肉中有时会有寄生虫,如果生吃或未煮熟,可能会在肝脏或脑部寄生绦虫。

营养菜谱

一、排骨莲藕汤

用料:排骨(约700克)、莲藕2节、生姜1块。

做法:

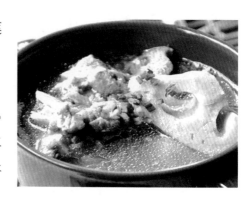

1.生姜刷干净,去皮,切片。将生姜皮和排骨一起下入清水锅,煮开后继续煮三四分钟,将排骨捞起沥干,水和姜皮倒掉;

2.将汆过水的排骨和生姜片放进砂锅煲,加入足够量的清水,水量要没过排骨还略高1厘米左右(因为煲汤的过程中会流失一小部分水分,所以水要一次加足);

3.烧开后加盖转小火炖1小时左右,莲藕去皮,切滚刀块,撒上少许盐,杀一下(也就是用盐拌匀,腌10分钟左右);

4.将莲藕下入汤煲,继续小火炖1小时,肉烂藕粉之时,加适量盐,转中火滚开煮10分钟左右,撒上葱花即可。

饮食禁忌:
体寒的人、经期的女性、胃肠不好的人宜少吃或不吃。

小贴士:

湖北的土法煨汤,排骨是不汆水的,只是将排骨浸泡,反复换水以去掉血水。去血水后的排骨在锅里炒香,再放进汤罐子里煨。至于放藕的时机,没有定法,喜欢吃粉藕的就早一点下藕,喜欢脆一点口感的

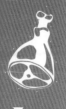

就晚一点下。

二、腐竹焖五花肉

用料：五花肉（250克）、腐
竹适量、酱油适量、料酒适量、盐
适量、蒜头三瓣。

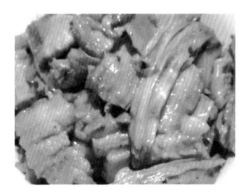

做法：

1.把五花肉洗净切小块；

2.为了让腐竹煮不烂，最好
用油爆一下，但不要过火，爆好
之后盛出备用；

3.蒜下锅炒香，放五花肉，五花肉下锅炒至微黄时放入料酒、盐、
酱油和腐竹，翻炒几下加入没过五花肉的水，大火转中火，焖至收汁即
可起锅。

饮食禁忌：

患有肾炎、肾功能不全者，糖尿病酮症酸中毒、痛风患者不宜
食用。

小贴士：

食用腐竹的同时不宜食用蜂蜜，否则会造成腹泻，有损听力；腐竹
和葱同时食用会影响钙的吸收。

三、南乳焖猪手

用料：猪手（2斤）、南乳（1/3瓶）、嫩姜（100克）或老姜（30克）、
冰糖（30克）、生抽（3汤匙）、热水（适量）、植物油（1汤匙）、白酒（1
汤匙）。

做法：

1.猪手剁成一块块（这步多是让店家代劳），姜切薄片；

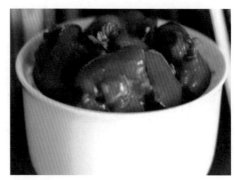

2.锅烧热，放入油，炒香姜，加入猪手块翻炒约 1 分钟，加入连汁的南乳炒匀；

3.加入生抽、冰糖炒匀，放入白酒，倒热水没过猪蹄；

4.大火烧开，中小火煮至猪蹄软糯，用筷子一戳即穿，汁液浓稠的程度即可出锅。

饮食禁忌：

1.有胃肠消化功能减弱的老年人每次不可食之过多；

2.患有肝炎、胆囊炎、胆结石、动脉硬化、高血压病的应少食或不食；

3.凡外感发热和一切热证、湿证期间不宜多食；

4.胃肠消化功能减弱的儿童一次不宜过量食用。

小贴士：

腐乳入锅后用铲子压碎即可。汁无须收干，浓稠即可。猪蹄中的胶原蛋白质在烹调过程中可转化成明胶，它能结合许多水，从而有效改善机体生理功能和皮肤组织细胞的储水功能，防止皮肤过早褶皱，延缓皮肤衰老。猪蹄对于经常四肢疲乏，腿部抽筋、麻木，消化道出血，失血性休克及缺血性脑病患者有一定辅助疗效。

四、茭白炒瘦肉

用料：茭白、瘦肉适量，糖（10 克）、盐（3 克）、蒜、酱油、油、生粉。

做法：

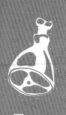

吃出营养 吃出健康——肉类的科学吃味

1.瘦肉用糖、盐、酱油、油、生粉腌20分钟左右；

2.茭白切片,锅里放油,放蒜片爆香；

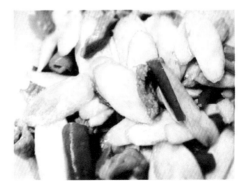

3.随后爆炒瘦肉,半熟的时候放茭白,炒熟后盛出。

饮食禁忌:

不适宜阳痿、遗精者,脾虚胃寒、肾脏疾病、尿路结石或尿中草酸盐类结晶较多者,腹泻者食用。

小贴士:

适宜高血压病人、黄疸型肝炎患者、产后乳汁缺少的妇女食用,有解酒的功用,饮酒过量、酒精中毒的患者适用。

五、樱桃肉

用料:猪里脊肉(200克)、料酒少许、盐少许、白醋少许、白糖少许、干淀粉(50克)、水适量、番茄酱(100克)、油适量。

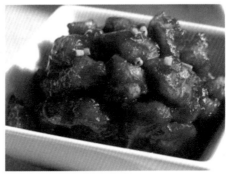

做法:

1.准备好猪里脊肉,切成1.5厘米大小的块后,加少许料酒和盐,略腌5分钟。干淀粉加少许水搅成浓稠的淀粉糊,倒入肉丁,用手轻轻抓匀。

2.锅放油烧至六成热,逐一放入肉丁,炸至刚刚变色捞出。

3.将油再次烧热至没有水的噼啪声,倒入初炸的肉丁复炸至金黄色捞出控油。

4.加热少许油,小火炒香番茄酱,至出红油,倒入用白醋、白糖、盐、水淀粉调好的调味汁,加热至浓稠,点入少许熟油,倒入炸好的肉丁,炒匀,让每块肉丁都沾满浓汁即可出锅。

饮食禁忌:

湿热痰滞内蕴者慎食,肥胖、血脂较高者不宜多食。

小贴士:

猪里脊肉含有丰富的优质蛋白,脂肪、胆固醇含量相对较少,一般人都可食用。

六、水晶皮冻

用料:猪皮 150 克、40℃ 左右温水。

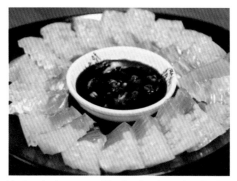

做法:

1.先将猪皮切成粗条,下开水锅氽烫三五分钟,煮到用筷子能戳透并挑起即可捞出;用刀将猪皮内侧的肥油及猪皮外侧反复刮几下,把上面的油腻刮干净,如果有毛的话用镊子摘干净(通常买回来的猪皮的毛都处理干净了,只是有个别残留的毛需要摘一下)。

2.将处理完的猪皮切成细条,再切成小丁,将切好的猪皮丁放到温水里稍微搓洗一下,洗好的猪皮控干水分备用。

3.准备一个平时吃饭用的小碗作为量具,将猪皮和温水按照 1:2 的比例混合,也就是一碗猪皮加两碗温水(40℃左右)。混合好之后倒入一个可以进蒸锅的容器,最好有盖,如果没盖,就覆盖一层保鲜膜,然后用牙签多戳一些小孔。

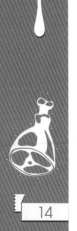

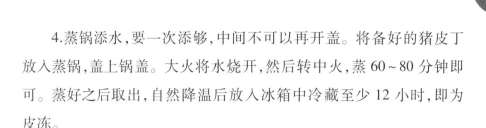

4.蒸锅添水,要一次添够,中间不可以再开盖。将备好的猪皮丁放入蒸锅,盖上锅盖。大火将水烧开,然后转中火,蒸 60～80 分钟即可。蒸好之后取出,自然降温后放入冰箱中冷藏至少 12 小时,即为皮冻。

饮食禁忌:

外感咽痛者忌食,患有肝病、动脉硬化、高血压病者应少食或不食。

小贴士:

在烹饪猪皮的时候,一定要先将猪皮上面的毛弄干净,否则是有害健康的。请严格按照比例来,如果水多了,出来的皮冻可能口感不好;蒸的时间不可以过长,否则影响口感。吃的时候从冰箱中取出,切成小块,根据自己的口味,用生抽、陈醋、糖、盐、蒜泥混合调成蘸料,即可食用。

七、洋葱炒猪肝

用料:猪肝 200 克、洋葱 200 克、尖椒 3 根、小米椒 4 根、生抽 15 克、料酒 10 克、盐 2 克、鸡粉 1 克、生粉适量、胡椒粉适量。

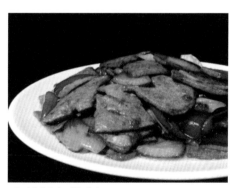

做法:

1.猪肝用清水泡一会儿,再切成薄片,用少许盐、料酒、胡椒粉、生粉抓匀腌制;

2.把需要的用料准备好,并清洗干净,把所有用料切好备用;

3.锅烧热放入适量植物油烧至六成热,倒入猪肝快速滑开,炒至变色,放入小米椒和葱姜煸香;

4.倒入洋葱和尖椒翻炒均匀,用生抽、盐、鸡粉、适量料酒调味,待洋葱炒至断生就可以了。

饮食禁忌:

1.高血压、冠心病患者应少食猪肝;

2.不宜和维生素 C 同食;

3.吃猪肝时不能服用酶制剂类药物。

小贴士:

1.猪肝是排毒器官,炒前一定要用清水泡一会儿去毒。

2.对炒菜不熟练的生手来说,可以把滑炒的猪肝先盛出来再炒其他用料,也可以先把佐料兑在一个小碗里,这样不会手忙脚乱,避免猪肝炒老影响口感。

八、胡椒猪肚汤

用料:猪肚半只(约 650 克)、白胡椒粒 10 克、干腐竹 20 克、白果 10 粒、姜片 5 片、红枣 8 粒、枸杞一小撮、盐少许。

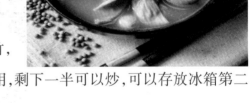

做法:

1.备好用料,提前浸泡腐竹,把猪肚清洗干净后,切一半备用,剩下一半可以炒,可以存放冰箱第二天吃,猪肚冷水入锅余熟;

2.捞出切小条,锅里炒香白胡椒粒后装起备用,炒锅倒入少许植物油,爆香姜片,猪肚回锅炒至无水后继续小炒一会儿;

3.炒香的胡椒粒倒回锅同炒,加入水,加入红枣、白果;

4.转小汤锅大火煲 15 分钟至汤色浓白,加入少许盐,转砂锅煲 30

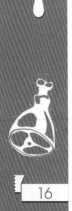

分钟左右,最后倒入泡好的腐竹煮 3 分钟左右,撒入枸杞,装碗后磨入少许白胡椒碎即可。

饮食禁忌:

猪肚与莲子(用白茄枝烧)同食易中毒。

小贴士:

1.胡椒炒过再煲汤,香味特别浓郁,有少许辛辣感,不喜欢胡椒的可以减少用量;

2.猪肚汤浓白醇厚,猪肚一定要用炒过的;

3.腐竹不要放太早,否则汤会有浓浓的豆味,而且颜色偏黄;

4.白果有润肺止咳功效,但不可多放,因为白果有微毒;

5.呈淡绿色、黏膜模糊、组织松弛、易破、有腐败恶臭气味的猪肚不要选购;

6.猪内脏不适宜贮存,应随买随吃;

7.猪肚清洗方法:将猪肚用清水洗几次,然后放进水快开的锅里,经常翻动,不等水开就把猪肚取出来,再把猪肚两面的污物除掉就行了。

九、红烧肥肠

用料:肥肠 1500 克、盐、老姜、郫县豆瓣酱、生抽、山奈、八角、花椒粒、味精、料酒、白糖、葱花、香菜、面粉、黄豆、草果、醋。

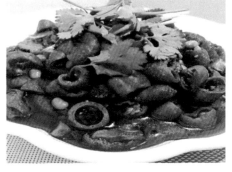

做法:

1.把肥肠稍微用水冲一下,沥一下水,把 500 克左右面粉全部撒在肥肠上。使劲揉搓,五分钟后用水冲洗干净。用同样的方法,把另一面翻过来洗,洗好后,撕掉多余的油。然后倒 100 克左右的醋揉搓几分钟。

2.冷水下锅,把洗净的肥肠放进去,水开后,再煮五分钟出锅冷却,冷却后把肥肠切成小节备用。

3.先把肥肠倒入锅里炒一炒,起锅,然后锅内倒油,放入老姜、郫县豆瓣酱、花椒粒、老抽、草果、山奈、八角、白糖炒香,注意这时火不能太大。佐料炒好后,把肥肠倒入翻炒,开大火,翻炒均匀后倒入料酒,再炒 2 分钟,倒入热水烧开(最好没过肥肠 2 厘米左右),把烧开后的肥肠转入高压锅,压 20 分钟,焖 10 分钟。

4.把泡好的黄豆放入烧十分钟,放入味精,出锅前放葱花、撒香菜。

饮食禁忌:

感冒期间忌食;因其性寒,凡脾虚便溏者亦忌。

十、爆炒腰花

用料:猪腰 2 个、青椒 2 个、红椒 1 个、生姜 4 片、大蒜 3 颗、色拉油少量、盐少量、鸡精少量、蚝油 1 勺、老抽 1 勺、料酒 4 勺、白糖少量。

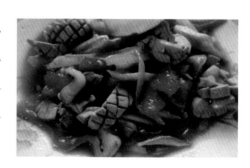

做法:

1.先将猪腰横刀片切开,仔细地把里面的白筋、边上紫红色的那层肉用刀割尽,然后放在装有清水的碗里浸泡大约一小时,期间换水。

2.把猪腰表面划十字花刀后切成 1 厘米见方的小块,姜切丝,蒜切碎,青红椒切小块。

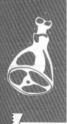

3.先烧一小锅水,里面放入一半的姜片和料酒,煮开后倒入腰花,用锅铲拨开后立即关火。用锅里的水将腰花烫变色后捞出,控干水。锅烧热后,倒入少量的油,待油八成热时爆香剩下的姜片和大蒜,再倒入青红椒煸炒。

4.稍炒下再倒入腰花,加入一点点盐,再加老抽和料酒翻炒,接着放入蚝油和白糖。看锅内汤汁渐浓时,调入少量鸡精拌匀,尝下咸淡,就可装盘啦。

饮食禁忌：

血脂偏高者、高胆固醇者忌食。

小贴士：

1.快手菜,在汆水和炒时都要控制时间,否则老了就不好吃了。

2.在割除猪腰内侧时,一定要割尽,不然会有气味,会影响口感。

十一、凉拌猪脆耳

用料：猪耳朵 1 只、八角 3 个、桂皮 1 小块、生姜(卤制用)3 片、香叶三四片、大葱 3 段、蒜瓣 3 片、朝天椒 2 个、生姜(调味用)3 片、葱 1 棵、香菜 1 棵、辣椒油适量、生抽适量、香醋适量、老

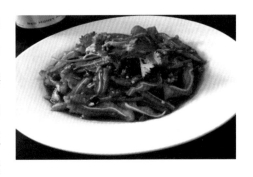

抽一小茶匙、盐适量、料酒适量、白糖少量(约 4 克)、熟白芝麻适量。

做法：

1.猪耳朵清理干净,大葱、生姜、八角、桂皮、香叶洗净备用;

2.将步骤1中的所有用料丢入锅中,加适量冷水和少量料酒,大火煮开后,转中火煮30分钟左右,用筷子能戳穿猪耳朵,就证明已经

差不多了,煮太过的话,猪耳朵脆脆的口感就会打折扣,中途记得将猪耳朵翻面;

3.猪耳朵在煮制的过程中,我们可以准备其他用料,将香菜、葱、姜、蒜、朝天椒切末放入调味碗中,加适量的盐、辣椒油、生抽、香醋,再加一小茶匙老抽和少量白糖搅拌均匀;

4.猪耳朵煮好后,捞起用冷水冲洗几遍,晾干后切薄片;

5.将步骤3中的调味汁与步骤4中切好的猪耳朵薄片混合,再加入适量熟白芝麻拌匀即可。

小贴士:

怎样分辨人造猪耳朵

1.人造猪耳朵可能是用明胶和塑料做成的。所以,相比猪耳朵,人造猪耳朵颜色可能更加透亮,而且气味相对难闻很多。消费者在购买的时候需特别注意。同时,如果怀疑自己买到了人造猪耳朵,那么就取一块,用火烤一下,如果发现猪皮浓缩,且没有油脂出现,那么很可能买到了人造猪耳朵。

2.一般情况下,经过加工、卤熟的猪耳朵表面多多少少残留细小的猪毛,而且表皮也不可能太过光滑。真猪耳朵有肌肉层、瘦肉,有正常的肌理组织且纹理相当清楚,还有明显的脂肪颗粒、毛细血管,吃起来,有一种天然猪肉香,人造猪耳朵则看不到纹理,吃起来也有一股化学味道。

3.人造猪耳朵的皮下没有血管组织和软骨,闻起来有一股极浓的佐料香味,用硬物就能戳穿,质感脆硬,没有猪耳的韧度,甚至用手就能撕开。

4.用火烧,猪耳朵有毛臭的味道,与人造猪耳朵的味道是不一样的。

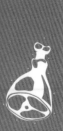

十二、雪梨猪肺汤

用料:猪肺 1 个、猪排骨 500 克、雪梨 2 个、姜 2 片、酒少许、盐少许、味精少许、料酒少许。

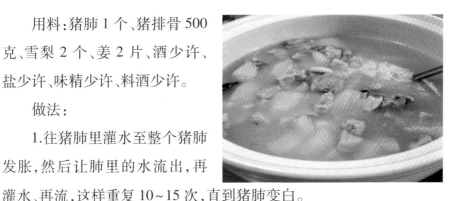

做法:

1.往猪肺里灌水至整个猪肺发胀,然后让肺里的水流出,再灌水、再流,这样重复 10~15 次,直到猪肺变白。

2.把猪肺切成小块,锅内放凉水,把猪肺放进锅内,大火煮开。猪肺受热收缩,会有大量的浮沫挤出。水开后煮 1 分钟左右,将猪肺沥干水,再倒进盆冲洗干净浮沫,这样处理过的猪肺非常干净,可以放心吃了。

3.锅内放少许的油,油热放姜,再放沥干水的猪肺,放几滴酒翻炒到水分干后出锅备用。锅里放水,水沸后放料酒,把猪排骨在沸水里面过水后,倒出用冷水冲干净备用。

4.雪梨去芯切小块,砂锅注入清水,把所有的用料放进锅里,大火烧开后用小火煲 3 小时,放盐调味即可食用。

饮食禁忌:

猪肺忌与白花菜、饴糖同食,否则会腹痛、呕吐。

小贴士:

1.猪肺为猪内脏,内藏大量细菌,必须清洗干净且选择新鲜的肺煮食。

2.选购方法:表面色泽粉红、光泽、均匀,富有弹性的为新鲜肺;变质肺,其色为褐绿或灰白色,有异味,不能食用;如见肺上有水肿、气块、结节以及脓样块节，外表异常的，也不能食用。

十三、家常韭菜炒猪血

用料：猪血、韭菜、蒜、花生
油、盐。

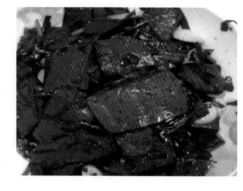

做法：

1.把猪血切成片，过一下水，
捞出备用；

2.用蒜爆锅后放入猪血
翻炒；

3.把韭菜放入后加适量盐，搅拌均匀后出锅。

小贴士：

1.买回猪血后要注意不要让凝块破碎，除去少数黏附着的猪毛及
猪血杂质，然后放开水一汆，切块炒、烧或作为做汤的主料和辅料；

2.烹调猪血时最好用辣椒、葱、姜等佐料，用以压味，另外不宜用
猪血单独烹饪。

猪血挑选方法：

1.看颜色：好猪血一般呈暗红色；假猪血则由于添加了血红色素
等，颜色十分鲜艳。

2.用手摸：好猪血较硬、易碎；假猪血由于添加了甲醛等化学物
质，柔韧且不易破碎。

3.看切面：切开猪血块后，好猪血切面粗糙，有不规则小孔；假猪
血切面光滑平整，看不到气孔。

4.闻气味：好猪血有淡淡腥味；如果闻不到腥味，则是假猪血。

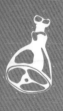
吃出营养 吃出健康——肉类的科学吃法

十四、猪骨高汤

用料:猪骨 2500 克、姜 5 片、料酒适量。

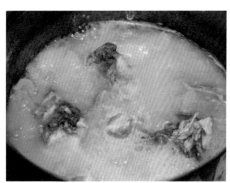

做法:

1.猪骨洗净,沥干,锅中煮开水,下料酒和姜片,水开后下猪骨氽掉血水。

2.猪骨捞出过清水,沥干。煲中煮开水,把姜片、氽好的猪骨下锅。

3.大火煮开后捞掉残余的血沫,一直大火煮约 10 分钟。

4.转小火慢熬约 3 小时即成,最好用油筛把面上的油捞掉,以免太油腻。

饮食禁忌:

感冒发热期间忌食,急性肠道炎感染者忌食。

小贴士:

骨折初期不宜饮用,中期可少量进食,后期饮用可达到很好的食疗效果。

第二节　牛肉

牛肉有"肉中骄子"之称,因为它蛋白质含量高,脂肪含量低,吃起来比猪肉要健康很多。所以,牛肉也是运动员受训时的首选肉食。牛肉在中餐和西餐中都能做出不同口味的美食。

简而言之,牛肉能补脾胃、益气血、强筋骨,中气不足、气血两亏、体虚久病、颜面苍白的人,尤其适合多吃牛肉。其中,水牛肉性偏凉,不会导致发热上火,对有湿疹、过敏和其他皮肤病的人来说尤其适合。相比起来,黄牛肉补气血、强筋骨的作用更强,非常适合有骨质疏松的中老年人。

牛肉能提供高质量的蛋白质,含有全部种类的氨基酸,各种氨基酸的比例与人体蛋白质中各种氨基酸的比例基本一致,其中所含的肌氨酸比其他任何食物都高。

牛肉的脂肪含量很低,它是低脂的亚油酸的来源,还是潜在的抗氧化剂。

牛肉含有矿物质和维生素 B 族,包括烟酸、维生素 B_1 和核黄素。牛肉还是每天需要的铁质的最佳来源。

牛颈肉:肥瘦兼有,肉质干实,肉纹较乱,适宜制馅或煨汤,比嫩肉部分出馅率高 15%,做牛肉丸不错。

肩肉:由互相交叉的两块肉组成,纤维较细,口感滑嫩,适合炖、烤、焖或做咖喱牛肉。

上脑:肉质细嫩,容易有大理石花纹沉积。上脑脂肪交杂均匀,有明显花纹,适合涮、煎、烤。

胸肉:在软骨两侧,主要是胸大肌,纤维稍粗,面纹多,并有一定的

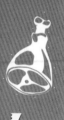

脂肪覆盖,煮熟后口感较嫩,肥而不腻,适合炖、煮汤。

眼肉:一端与上脑相连,另一端与外脊相连,外形酷似眼睛,脂肪交杂呈大理石花纹状,肉质细嫩,脂肪含量较高,口感香甜多汁,适合涮、烤、煎。

外脊(也称西冷或沙朗):牛背部的最长肌,肉质为红色,容易有脂肪沉积,呈大理石斑纹状。我们常吃的西冷/沙朗牛排就是用这块肉。比起菲力牛排,沙朗牛排操作起来容错率要稍微大一些,因为有脂肪,所以煎、烤味道更香、口感也很好。

里脊(也称牛柳或菲力):牛肉中肉质最细嫩的部位,大部分为脂肪含量低的精肉,也就是一般所称的小里脊肉,是运动量最少、口感最嫩的部位,常用来做菲力牛排及铁板烧。菲力牛排对操作要求比较高,多一分就柴,所以一般菲力牛排在三成至五成熟,以保持肉的鲜嫩多汁。

臀肉(也称米龙、黄瓜条、和尚头):肌肉纤维较粗大,脂肪含量低。只适合垂直肉质纤维切丝或切片后爆炒。

牛腩:肥瘦相间,肉质稍韧,但肉味浓郁,口感肥厚而醇香,适合清炖或咖喱。

腱子肉:分前腱和后腱,熟后有胶质感,适合红烧、卤或做酱牛肉。

 饮食宜忌

宜

1.增长肌肉

牛肉富含肌氨酸,对增长肌肉、增强力量特别有效。在进行训练的头几秒钟里,肌氨酸是肌肉燃料之源,它可以有效补充三磷腺苷,从而使训练能更持久。此外,牛肉含有卡尼汀。卡尼汀主要用于支持脂肪的新陈代谢,产生支链氨基酸,是对健美运动员增长肌肉起重要作用的一种氨基酸。

2.增强免疫力

牛肉可帮助增强免疫力,促进蛋白质的新陈代谢和合成,从而有助于紧张训练后身体的恢复。

3.促进康复

牛肉能提高机体抗病能力,对生长发育及手术后、病后调养的人在补充失血、修复组织等方面有积极作用。

4.补铁补血

铁是造血必需的元素,而牛肉中富含大量的铁,多食用牛肉有助于缺铁性贫血的治疗。

5.抗衰老

牛肉中含有的锌是一种有助于合成蛋白质、能促进肌肉生长的抗氧化剂,对防衰防癌具有积极意义;牛肉中含有的钾对心脑血管系统、泌尿系统有益;含有的镁则可提高胰岛素合成代谢的效率,有助于糖尿病的治疗。

忌

1.牛肉猪肉不能同食

生活中许多人对于牛肉和猪肉不能同吃是有一定了解的,其实这是有一定的科学依据的,可从中医角度对其进行解释。

一是从中医食物药性来看,猪肉酸冷、微寒,有滋腻阴寒之性,而牛肉气味甘温,能补脾胃、壮腰脚,有安中益气之功。二者一温一寒,一补中益气,一冷腻虚人,性味有所抵触,故不宜同食。

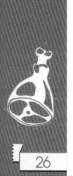

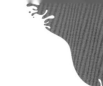

2.肾炎患者不可多吃

牛肉属于高蛋白食品,患有肾炎的人群不适合食用,否则会加重肾脏负担;与氨茶碱类药物同用,也会使其疗效下降。

3.不可过量食用

中医认为牛肉有补中益气、滋养脾胃、强健筋骨、化痰息风、止渴止涎的功效,适宜于中气不足、气短体虚、筋骨酸软、久病贫血、面黄体瘦、头晕目眩者食用。适宜用量每餐约80克,过量食用可能会提高结肠癌和前列腺癌的患病率。

4.不可以和白酒一起食用

牛肉和白酒一起食用会使牙齿发炎。白酒为大温大热之品,饮白酒吃牛肉对温热体质的人来说犹如生火添热,容易引起面赤身热、疮疖恶化。

5.牛肉不可以烤

牛肉不宜熏、烤、腌,因为这些加工方式会使牛肉产生苯并芘和亚硝胺等致癌物质,食用后不利于健康。

 挑选鉴别

一看,看肉皮有无红点,无红点是好肉,有红点是坏肉;看肌肉,新鲜肉有光泽,红色均匀,较次的肉,肉色稍暗;看脂肪,新鲜肉的脂肪洁白或淡黄色,次品肉的脂肪缺乏光泽,变质肉脂肪呈绿色。

二闻,新鲜肉具有正常的气味,较次的肉有一股氨味或酸味。

三摸,一是要摸弹性,新鲜肉有弹性,指压后凹陷立即恢复,次品肉弹性差,指压后凹陷恢复很慢甚至不能恢复,变质肉无弹性;二要摸黏度,新鲜肉表面微干或微湿润,不粘手,次新鲜肉外表干燥或粘手,新切面湿润粘手,变质肉严重粘手,外表极干燥,但有些注水严重的肉也完全不粘手,但可见到外表呈水湿样,不结实。

 营养菜谱

一、土豆炖牛肉

用料:牛肉 1000 克,土豆 2 个,洋葱 2 个,西红柿 4 个,胡萝卜 1 个,姜葱适量,老抽、料酒各一大勺,白醋、糖各一小勺,番茄沙司、黑胡椒适量,油,盐。

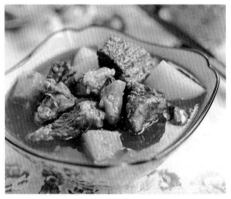

做法:

1.牛肉切块,冷水下锅汆 2 分钟,全程用温水清洗干净;用料洗净切块(土豆块泡清水里),备用。

2.锅放油烧热,先下牛肉煸炒一下,烹入老抽、料酒和一小勺白醋,接着下洋葱、西红柿,撒一勺白糖继续翻炒。

3.挤入番茄沙司(多挤一些),再磨一些胡椒粒炒匀;放葱姜,倒入足够的热水,中大火烧 20 分钟,改小火炖 1 小时左右;出锅前放土豆块、胡萝卜块加盐烧熟。

4.等到肉烂、汤汁黏稠就可以调味出锅了。

小贴士:

牛肉要选牛腩、肋条这部分,肥瘦相间吃起来很嫩。牛肉汆水之后要用温水清洗,如果用冷水一激,牛肉就不容易炖烂了。

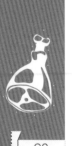

二、小炒牛肉

用料：牛肉、干红辣椒、姜、蒜、辣椒、青椒、酱油、生抽、胡椒粉、生粉、花椒、料酒、味精。

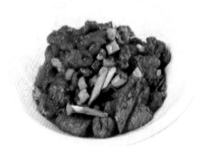

做法：

1.牛肉切薄片儿切细条细丝儿都行，用胡椒粉、酱油、少许生粉抓匀腌一会儿；腌牛肉的空当，姜切丝，蒜切末，青椒1个，切圈儿，干红辣椒剪段儿。

2.炒锅内放油烧热，小火，放少许花椒，炸香即捞出，蒜末放三分之一，爆香姜丝，翻炒两下，将腌好的牛肉入锅，放一点点料酒，转大火爆炒。

3.牛肉变色断生，扒到一边儿，空出的地方放干红辣椒段儿，小火稍稍炸一会儿，注意不要炸焦了，然后将牛肉扒拉回来，加一点儿生抽，火再加大，将青椒圈和蒜末一起下锅，随意翻炒几下，试试咸味儿，不够的话加盐，再放一点儿味精调味儿。

小贴士：

1.牛肉很好熟，关键火要大，大火爆炒；

2.炒太久会变老；

3.胡椒粉腌过的牛肉基本没什么腥味了，喜欢花椒的话可以不捞出来。

三、黑胡椒杏鲍菇牛肉粒

用料：牛排 2 块,杏鲍菇 2
只,橄榄油、生抽老抽适量,盐、
黑胡椒、白砂糖适量。

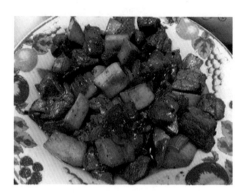

做法:

1.牛排解冻后提前 30 分钟
置于室温下,用厨房纸吸干表层
血水;杏鲍菇洗净切块,约 3 厘米见方备用。

2.起油锅,待油温六七分热时将杏鲍菇分批倒入锅内文火慢煎,
煎至四面金黄色,撒少许盐盛出备用。

3.起油锅,油十分热时煎牛排,每 15 秒翻面一次,来回三次,取
出,待五分钟后用刀切成 3 厘米见方备用。

4.将牛肉粒倒入煎过牛排的锅里,快速翻炒,然后倒入杏鲍菇,加
入生抽少许、白砂糖适量,快速翻炒,出锅前加少许老抽上色;盛出杏
鲍菇牛肉粒,撒上黑胡椒即可。

小贴士:

1.牛排吸干血水即可,无须水洗,如有"强迫症",可用清水快速冲
洗一下,即刻用厨房纸吸干表层水分;

2.杏鲍菇不要切得太小,煎制过程中体积会缩小,用文火慢煎,煎
透才香,会有肉的嚼劲;

3.牛排煎好后一定要静置五分钟再切,这是一个锁水的过程,切
的大小因人而异;

4.翻炒过程一定要短,不要加水,不要盖锅盖,边加调味料边翻
炒,可适当多放点糖。

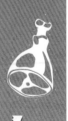

四、水煮牛肉

用料：牛里脊 150 克、干辣椒 5 克、干花椒 1 克、花椒粉 1 克、姜 3 片、蒜 5 瓣、郫县豆瓣酱 15 克、酱油 10 克、香油、淀粉、鸡精。

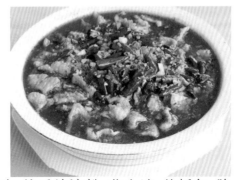

做法：

1.将牛里脊逆着纹理切成薄片，然后放淀粉、花生油、盐抓匀，腌制 60 分钟以上，倒掉溢出的血水；干辣椒切丁，姜蒜切片。

2.锅内油七成热后，放入辣椒节炒香，然后加入花椒、蒜片、姜片、郫县豆瓣酱炒出红油，加入开水、生抽，大火煮开。

3.用筷子夹起牛肉片，轻轻放入汤里（不要搅拌），中火煮开；起锅的时候调入鸡精、香油，然后撒上香菜和花椒粉即可。

五、芦笋炒牛肉

用料：芦笋、牛里脊、红椒、小葱、姜、蒜、老抽、盐、糖、淀粉。

做法：

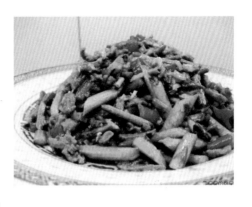

1.牛里脊逆纹切丝，适量的盐、糖、淀粉、老抽抓匀，倒适量的油拌匀，腌制十分钟；小葱、姜、蒜切末，红椒切丁，芦笋斜切。

2.热锅，放少量的油爆香葱、姜、蒜末和红椒，把腌制好的牛肉丝倒入，炒至七成熟，然后倒入切好的芦笋段，快速翻炒两分钟，加适量盐调味就可以起锅了。

饮食禁忌：

1.痛风、糖尿病、脾胃虚寒者不宜食用。

2.芦笋不宜与西葫芦一同食用,否则容易加重脾胃虚寒。

小贴士：

1.选购新鲜的芦笋。新鲜的食材做出来的菜肴口感佳,营养也更丰富,而不新鲜的芦笋是不宜食用的。

2.芦笋在烹饪的时候应尽量避免高油高温加热过久,否则不仅会破坏其中的叶酸,还会影响口感。最佳烹饪方法是用微波炉小火热熟或蒸熟。

六、干炒牛河

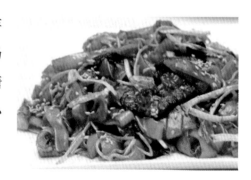

用料:河粉 200 克、绿豆芽 50 克、牛里脊 100 克、生抽 2 汤匙、老抽 1 汤匙、料酒 1 汤匙、糖 1 茶匙、盐适量、淀粉 1 汤匙、小葱 2 根、洋葱半个。

做法:

1.豆芽洗净控干水备用;牛里脊逆丝切片放入碗中,加入盐、1 勺生抽、料酒、干淀粉用手抓匀,摔打 5 分钟上劲儿,放一旁腌制约 15 分钟。

2.烧一锅开水,放入河粉略煮 1 分钟,煮散即可捞出,控干水备用;洋葱切丝、小葱切段备用。

3.锅中倒入少许油,略比平时炒菜多一些即可。油约七成热时放入腌好的牛里脊片,煎至一面变色后再翻面,两面都变色后立刻盛出,

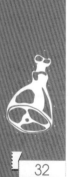

避免炒老。保留锅中剩余的底油,放入洋葱丝和绿豆芽大火快速翻炒断生。

4.放入汆烫后的河粉和炒好的牛里脊,加入老抽、生抽、糖、盐翻炒,最后放入小葱,翻炒数秒后盛出即可。

饮食禁忌:

经常熬夜而且上火的人尽量少吃炒河粉,胃寒的人尽量少吃炒河粉。

七、西兰花胡萝卜炒牛肉

用料:西兰花、胡萝卜、牛里脊、料酒、蚝油、盐、鸡精。

做法:

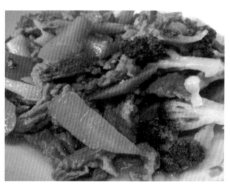

1.牛里脊切片,放入蚝油和料酒抓匀后,倒入一勺色拉油拌匀腌制。

2.胡萝卜去皮切片;西兰花浸洗干净,处理成小朵,锅中水烧开后,入锅汆水两分钟。

3.汆水好的西兰花捞出,过凉水后沥干备用;锅烧热放油,油烧热倒入胡萝卜片小火煸炒透。

4.倒入腌制好的牛肉,翻炒几下倒些料酒,炒至牛肉表面变色,倒入汆过水的西兰花,加少量盐和鸡精炒均匀,西兰花挂上汤汁即可出锅。

饮食禁忌:

1.西兰花是略有凉性的蔬菜,需要注意的是,胃寒的人不可以大量食用。

2.红斑狼疮患者忌食。

3.西兰花不能和牛奶同食,否则会影响钙的吸收。

八、苦瓜炒牛柳

用料:牛里脊 200 克、苦瓜、葱、姜、盐、生抽、淀粉、料酒。

做法:

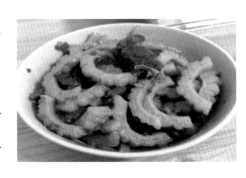

1.苦瓜切丝在开水中氽一下,牛里脊切丝放入料酒、生抽、淀粉、食用油拌均匀;

2.锅中放少许油,放入葱片和姜片爆炒牛柳,牛肉熟后直接放入苦瓜片翻炒一下,放入少许盐,出锅。

饮食禁忌:

1.苦瓜性寒,脾胃虚寒者不宜多食和生食苦瓜,否则容易出现胃脘不适、腹胀腹痛,甚至呕吐、腹泻等症状。

2.孕妇应慎食苦瓜。苦瓜含有的奎宁,食用过量会刺激子宫收缩,严重的话会造成流产。

3.学龄前幼儿不宜过量食用苦瓜。

4.苦瓜含草酸,经常食用会使草酸摄入过度,并导致草酸与体内钙结合形成草酸钙结石,影响钙元素的吸收。

九、芥蓝牛柳

用料:牛里脊适量、芥蓝适量、姜适量、葱适量、生抽一大勺、蚝油适量、老抽几滴、糖一小勺、淀粉半勺、料酒一小勺。

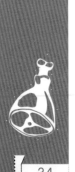

做法：

1.牛里脊泡冷水，滤除血水后，逆着纹理切薄片；将生抽、老抽、蚝油、料酒、白糖、淀粉加入牛肉中，用手抓匀，腌制半小时以上。

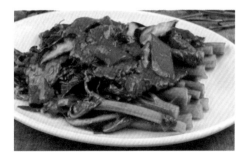

2.芥蓝洗净后斜刀切段备用；热锅热油将芥蓝炒熟，装盘备用。

3.另用锅烧热加油，姜葱末爆香，将腌制好的牛肉下锅爆炒，一分钟左右牛肉出水，待汤汁变浓即可装盘。

饮食禁忌：

吃芥蓝要适量，数量不应太多，次数也不应太频繁。中医认为，芥蓝有耗人真气的副作用。久食芥蓝，会抑制性激素分泌。中医典籍《本草求原》就曾记载，芥蓝"甘辛、冷，耗气损血"。

十、豌豆炒牛肉粒

用料：新鲜豌豆、牛里脊、小红椒、蒜、白砂糖、酱油、盐、味精、料酒、姜、淀粉。

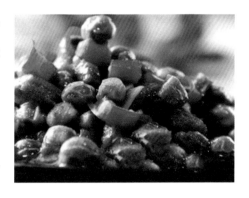

做法：

1.牛肉切成小粒；切好的牛肉用白糖腌10分钟后，加少许水搅拌。

2.加入酱油、盐、味精、料酒、姜片、淀粉抓匀；腌15分钟，在开始炒之前加一小勺生油拌匀；在腌肉的时候，把蒜切成片，小辣椒切成小圈。

3.豌豆用水焯断生,然后锅里放适量的油,趁油未热放入牛肉旺火翻炒,炒至六成熟时,把切好的蒜片和小辣椒放入翻炒。

4.把豌豆加入迅速翻炒,加盐起锅。

饮食禁忌:

1.炒熟的干豌豆尤其不易消化,过食可引起消化不良、腹胀等。

2.豌豆不能与醋同食,否则易引起消化不良。

十一、茭白炒牛柳

用料:牛里脊80克、茭白2支、毛豆米、蚝油适量、黑胡椒碎少许、淀粉适量、米酒少许、盐适量。

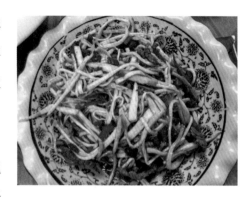

做法:

1.牛里脊切丝,用清水浸泡2小时,中途换一到两次水;泡好后挤干水分,加蚝油、米酒、黑胡椒碎和淀粉简单上浆,放置片刻。

2.茭白切细丝,毛豆米冲洗干净;炒锅放炒牛肉丝至断生盛起,煸炒毛豆米,加茭白丝一起炒软,调入适量盐,倒入牛肉丝炒匀。

小贴士:

牛柳即牛里脊,炒着吃的牛肉没法汆水,最好是用浸泡的办法去除血水。茭白有清湿热、解暑渴等作用,很适合夏季食用,但因其含有较多的草酸,最好不要与豆腐同时食用,避免生成不溶性的草酸钙,不但会造成钙质流失,还可能沉积成结石。

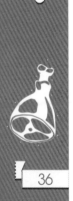

十二、糖醋里脊

用料:牛里脊适量、糖两勺、醋一勺、葱适量、盐适量、料酒适量、酱油适量、淀粉适量、蒜适量、番茄酱适量。

做法:

1.牛里脊肉解冻切成块,放入酱油、盐、料酒腌制 2 小时以上;取适量淀粉,调成浓稠的淀粉糊。

2.将牛里脊肉先沾一层干淀粉,然后再入淀粉糊内裹一层;起锅倒入适量油,油热后加少许盐,将裹了淀粉糊的牛里脊入锅煎成黄色,出锅。

3.另起一锅放入油,然后入蒜丁、盐、适量番茄酱、一勺酱油、一勺醋、两勺糖,炒一下倒入煎好的牛里脊,加适量水继续翻炒;水差不多收干就可以出锅了。

4.出锅后撒上葱丝即可。

小贴士:

炸肉片时,一定要用筷子一片一片地放下去,要避免粘连,这样才既美观又方便食用。

十三、豆花牛柳

用料:绢豆腐一盒、牛里脊 100 克、蒜瓣 2 个、豆瓣辣酱 15 克、盐适量、生抽适量、陈醋 10 毫升、白糖 7 克、淀粉 5 克、熟芝麻少许、熟花生少许、葱花少许。

做法:

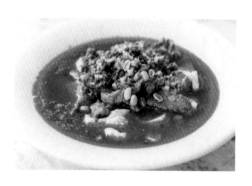

1.牛里脊切成片/丝,用少许盐、生抽、1/2勺淀粉和一大勺食用油腌制30分钟,热锅冷油滑炒至断生盛起。

2.豆腐用勺打成块,开水入锅,蒸3~5分钟取出装盘;蒜瓣拍扁切成粒。

3.用炒牛肉的余油煸香蒜粒和豆瓣辣酱,将陈醋、白糖和适量清水调成的汁倒入,淋入水淀粉勾芡后倒入牛柳炒匀,撒熟花生、芝麻和葱花,出锅浇在豆腐上。

小贴士:

调味有豆瓣辣酱打底,基本不用放盐,可视色泽深浅适当加一点红烧酱油;醋是一定要加的,那酸辣微甜的滋味实在是棒极了,喜欢辣的可以再加一点干红辣椒段;芡汁不要打得太稠厚,似汤似羹,拌上豆腐才好吃。

十四、南瓜粉蒸牛肉

用料:南瓜、牛里脊、米粉、盐、白胡椒粉、黄酒、豆瓣酱。

做法:

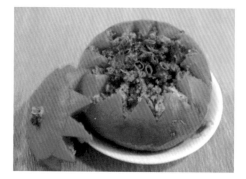

1.南瓜花刀去盖,去籽;牛里脊切片,放盐、胡椒粉、豆瓣酱、黄酒适量腌制。

2.炒米粉:取大米、糯米、花椒、大料、香叶慢炒,炒至浅棕色,有香味,然后倒入搅拌机打碎。

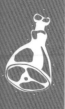

3.炒米和肉拌在一起,再放入南瓜中,盖上盖放蒸锅中蒸30分钟即可。

十五、黑椒牛排

用料:牛排一块、黑胡椒适量、橄榄油适量、洋葱少许、番茄、红酒一小杯、盐少许。

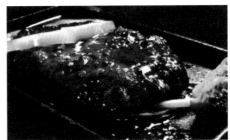

做法:

1.牛肉(各部位的肉都可以,当然菲力、肋眼、肋排、牛小排最好,肉中夹杂均匀脂肪的,也就是常说的雪花牛肉最好)洗净,沥干,要用纸巾把血水吸干净。如果买来的牛排很厚,可以用刀背捶捶,让牛肉松软。

2.像常规做法一样,牛排两面撒上黑胡椒(最好用现磨黑胡椒碎,比较香,实在没有用黑胡椒粉也可以)、少许盐(因为后面要做酱汁,所以可以少放盐)涂抹均匀,然后淋上橄榄油(花生油、玉米油也可以)抹匀。

3.不粘锅烧到冒烟,把牛排放进锅中,用夹子压一压,确保牛肉均匀受热。每面煎2分钟(肉厚的可以煎久一点,但再厚的肉也不能超过4分钟,否则牛肉太老咬不动),这样五成熟,外焦,里面还是粉红色,没有血水。

4.用煎牛排的余油,放入洋葱末煎香,加入番茄末(牛排要趁热吃味道才好,所以把番茄切得越碎,煮烂的时间越短越好,用搅拌机打碎更好),煮烂。淋入红酒,加黑胡椒碎、少量盐。把煎牛排流出的肉汁混入,酱汁就做好了。烫些西兰花、胡萝卜,切几片西红柿,或者炸些马铃薯条,摆盘,配上酱汁,简单的黑椒牛排就做好了。

小贴士：

1.酱汁中各种用料的量可以随自己喜好添加。

2.番茄量比较小，所以不会有多少影响，主要是增稠；洋葱主要作用是增香；黑胡椒主要作用是增味。

十六、肥牛金针菇

用料：盐、酱油、蚝油、葱、
姜、蒜、辣椒、肥牛肉、金针菇。

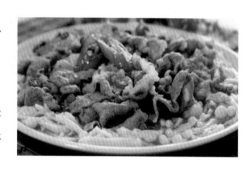

做法：

1.肥牛肉提前从冰箱拿出来
解冻，不用全化，稍软些能掰开
就行。

2.金针菇切去尾部，洗净撕开；爆香葱姜蒜辣椒圈。

3.下金针菇翻炒；倒入开水没过食材，然后加入盐、酱油、蚝油转中火煮一会儿。

4.旁边另起一锅，水烧开后下肥牛肉氽一下，变色后迅速捞起，再煮就会老了。这一步是为了去腥，还能把多余的油脂去掉。转大火，将牛肉倒进锅里煮2分钟就完成啦。

饮食禁忌：

1.脾胃虚寒者金针菇不宜吃得太多，阳虚体质忌食。

2.慢性腹泻的人应少吃；关节炎、红斑狼疮患者也要慎食，以免加重病情。

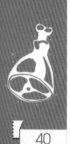

十七、番茄牛腱

用料：牛腱、西红柿、洋葱、芹菜、土豆、胡萝卜、番茄、料酒、盐、白醋。

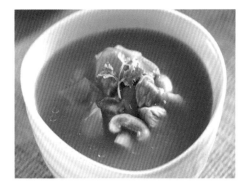

做法：

1.牛腱氽水；洋葱切片（不用太碎），芹菜切段，胡萝卜切段。

2.汤锅一只，把牛腱和洋葱、芹菜、胡萝卜放入，加入水，没过食材，加入番茄；大火烧开，加入几滴白醋，加入料酒、盐调味。

3.小火煮到肉酥软，加入切成块的土豆煮熟；把番茄切大块、洋葱切片，放入汤中，烧开即可。

饮食禁忌：

番茄忌与石榴同食，忌与虾蟹类同食。

十八、韩式清炖牛尾汤

用料：牛尾半根左右、料酒2~3小勺、姜片2~3片、大蒜3头、盐适量、葱花末适量。

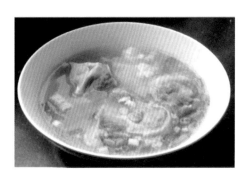

做法：

1.牛尾提前一天泡在冷水里，中间换2~3次水；姜切片，大蒜剥好。

2.把泡好的牛尾放入砂锅，倒入足量的冷水，放入料酒和姜片，开大火,等水快开,血沫已经涌上来的时候,变小火,用干净的大勺子把血沫撇出来,然后开大火,第二批血沫涌上来的时候再变小火,撇出血沫,重复以上步骤,直到把血沫完全撇除干净。

3.把姜片捞出不用,把大蒜倒入砂锅(不要嫌多,把蒜都用上),开大火,水沸腾后把火拧小,开始煲汤,最好煲够3个小时。

4.汤煲好后按个人喜好添加盐调味,盐一定要最后再加,碗里放入适量香葱末,盛上汤,就可以享用了。

饮食禁忌:

牛尾的牛骨髓里面含有较多的油脂,熬汤喝的话,油脂会融入汤里,不适合高血脂、高血压患者食用。

十九、香辣牛筋

用料:牛筋700克、绿尖椒少许、葱2根、生姜2片、蒜瓣1个、红烧酱油2大勺、白砂糖1大勺、盐5克、料酒1大勺、八角1个、桂皮1小块、香叶2片、花椒数粒、干红辣椒1个。

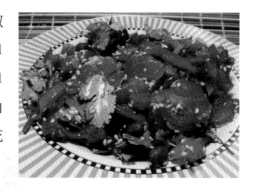

做法:

1.牛筋清洗干净后放入锅里,加足水大火烧开撇去浮沫;放入姜片、葱段、八角、桂皮、香叶和数粒花椒;转小火焖煮2小时左右;熄火前半小时加入盐。

2.将煮好的牛筋捞出冷却,按再加工需要改刀成片、丝或块备用。

3.起油锅煸香蒜末和干红辣椒碎,倒入牛筋翻炒;调入料酒、红烧酱油和白砂糖,舀几勺煮牛筋的汤水,加盖略煮使其入味,翻炒至汤汁

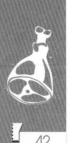

浓缩即可,起锅时放入绿尖椒。

小贴士:

把牛筋作为原用料事先焖煮好,搭配不同食材可以烹制多种口味的菜肴,因此基础卤煮时不要添加太多的香料,起到去腥作用即可;牛筋较难入味,所以在卤煮时加盐更容易吃味;卤煮的时间决定口感,想要嚼起来更韧的,少煮一会儿便可。

二十、青椒牛百叶

用料:青椒、姜、蒜、牛百叶、
老抽、盐、生抽、香油。

做法:

1.牛百叶汆水,过凉水沥干;
坐锅热油,下姜、蒜爆香,下青椒
翻炒起泡。

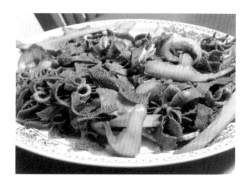

2.加入牛百叶,放一点点老抽调色、一点点盐和生抽调味。

3.出锅前淋香油。

小贴士:

牛百叶汆水过冷水,口感会脆。

二十一、香浓牛骨汤

用料:牛大骨、牛肋条肉、葱、生姜、大蒜、盐、醋。

做法:

1.牛大骨剁成小块;牛肋条肉切成3厘米见方的小块。

2.将牛大骨和牛肋条块放在凉水里浸泡1小时左右捞出。

3.将牛大骨和牛肋条块放入冷水锅,大火烧开,将浮沫捞出,用温水冲洗干净;大葱切段,生姜切片。

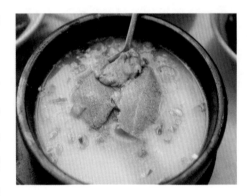

4.砂锅中加入适量水,放入牛大骨、生姜片和大葱段,滴几滴醋,大火煮开转小火煮3个小时,然后加入牛肋条块继续煮两个小时,用勺子捞出浮在上面的油脂和泡沫,调入盐即可。

小贴士:

1.牛大骨要斩成小块,露出骨髓,才能让精华全部融入汤中。

2.牛骨头较硬,家中的菜刀很难剁开,最好在买的时候请商家代劳。

3.因牛肉、牛骨血污多,直接放入汤锅中煮开不能完全撇除浮沫,熬出的汤会有腥味,所以一定要提前氽水,清洗干净,才能保证最后的汤味道醇美。

4.如果要让牛大骨煮出奶白色的汤,时间要比煮猪骨汤长,至少需要3小时。

5.在骨汤中滴入几滴醋,可以让骨头内的钙质更容易溶入汤内,这种做法对于其他汤同样有效。

6.如果想省事,可以放入电紫砂煲定时慢炖,如果放入普通高压锅,压出的骨头汤不是奶白色的,较清澈。

7.从市场买的牛骨或者羊骨头虽然剔得较干净,但对煲汤不会有太大影响,如果加入少许牛肉,味道会更鲜美。

8.煲出的牛骨汤油较大,喝之前要用勺子捞出浮在上面的油脂和泡沫。

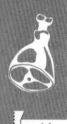

二十二、薄荷牛肉圈

用料:瘦牛肉、薄荷叶、柠檬、葱姜、料酒、辣酱、生抽、香醋。

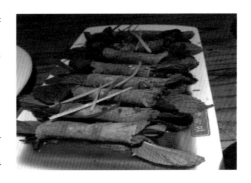

做法:

1.瘦牛肉洗净,加葱、姜、料酒等卤熟,薄荷叶淘洗干净沥水;

2.卤好的牛肉,晾凉后切薄片,然后将薄荷叶放在牛肉片上,卷起来;

3.调蘸料:适量生抽+醋+水+一点柠檬汁,可以再来点辣酱,大功告成。

饮食禁忌:

1.怀孕期间的妇女应避免食用。薄荷叶有抑制乳汁分泌的作用,所以哺乳中的妇女也不宜多用。

2.薄荷叶具有醒脑、兴奋的效果,故晚上不宜食用过多,以免失眠。

3.阴虚发热、血虚眩晕者慎服薄荷叶,表虚自汗者禁服薄荷叶。此外,薄荷叶煎汤代茶饮用,切忌久煮。

4.薄荷脑、油对哺乳动物具有较强的麻痹作用,若过量服用会导致呼吸麻痹而死亡。

第三节　羊肉

羊肉,性温,有山羊肉、绵羊肉、野羊肉之分。它既能御风寒,又可补身体,对一般风寒咳嗽、慢性气管炎、虚寒哮喘、肾亏阳痿、腹部冷痛、体虚怕冷、腰膝酸软、面黄肌瘦、气血两亏、病后或产后身体虚亏等一切虚状有治疗和补益效果,最适宜冬季食用,故被称为冬令补品,深受人们欢迎。由于羊肉有一股令人讨厌的羊膻怪味,故被一部分人冷落。其实,一公斤羊肉若能放入十克甘草和适量料酒、生姜一起烹调,既能去其膻气,又可保持羊肉的特有风味。

羊肉肉质与牛肉相似,但肉味较浓。羊肉较猪肉的肉质细嫩,较猪肉和牛肉的脂肪、胆固醇含量少。

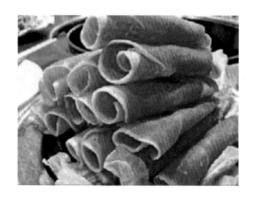

李时珍在《本草纲目》中说:"羊肉能暖中补虚,补中益气,开胃健身,益肾气,养胆明目,治虚劳寒冷,五劳七伤。"但羊肉的气味较重,对胃肠来说消化负担也较重,并不适合胃脾功能不好的人食用。和猪肉、牛肉一样,过多食用这类动物性脂肪,对心血管系统可能造成压力,因此羊肉虽然好吃,但不应贪嘴。暑热天时或发热病人慎食。

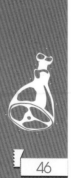

营养价值及食疗价值

羊肉营养丰富,对肺结核、气管炎、哮喘、贫血、产后气血两虚、腹部冷痛、体虚畏寒、营养不良、腰膝酸软、阳痿早泄以及一切虚寒病症有很大裨益;具有补肾壮阳、补虚温中等作用,适合男士经常食用。

1.补血明目

羊肉有补血、明目之效,对产后贫血、肺结核、夜盲、白内障、青光眼等症有很好的效果。羊奶与牛奶相比,富含更多脂肪和蛋白质,是肾病病人理想的食品之一,也是体虚者的天然补品。

2.增强抗病能力

羊是纯食草动物,肉质细嫩,含有很高的蛋白质和丰富的维生素。羊肉的脂肪溶点为47℃,因人的体温为37℃,就是吃了羊肉,脂肪也不会被身体吸收,不会发胖。多吃羊肉能提高身体素质和抗疾病能力,但也不应过量。

3.秋冬季吃羊肉滋补身体

在秋冬季,人体的阳气潜藏于体内,所以容易出现手足冰冷、气血循环不良的情况。按中医的说法,羊肉味甘而不腻,性温而不燥,具有补肾、暖中祛寒、温补气血、开胃健脾的功效,所以秋冬季节吃羊肉,既能抵御风寒,又可滋补身体,实在是一举两得的美事。

食用禁忌

1.醋

羊肉不能和醋一起吃,很多人吃什么都喜欢加点醋,喝羊肉汤的时候也要放醋,认为这样才够味。羊肉性热,而醋与寒性食物搭配最好,如大闸蟹,与热性的羊肉不适宜一起食用。

2.南瓜

羊肉不要和南瓜一起吃,否则会患黄疸和脚气病。

3.栗子

羊肉不能和栗子一起吃。两者一起炖或者炒都不适宜,因为两者一起食用会引起消化不良,有时还会引起呕吐。

4.茶

吃完羊肉后不宜马上喝茶。羊肉中蛋白质很多,茶叶中有较多的鞣酸,两者相遇会产生鞣酸蛋白质,容易引发便秘。

5.肝病患者不宜吃羊肉

患肝病者,不宜食羊肉。已经患有乙型肝炎者是不能吃羊肉的,因为羊肉甘温大热,过多食用可能会导致肝炎加重。另外,由于羊肉的蛋白质含量非常高,一下大量摄入蛋白质和脂肪,会加重肝脏负担,可能会导致发病。

6.热性体质及炎性患者不宜吃羊肉

某些热性病,如痰火湿热及传染病早期,浮肿,以及患牙病、疖肿、痤疮、痔疮等症者也不宜食羊肉。高血压、肝阳旺盛的人不宜多吃羊肉,否则易引起头晕。如经常口舌糜烂、眼睛红、口苦、烦躁、咽喉干痛、牙龈肿痛或腹泻者,或服中药方中有半夏、石菖蒲者均忌吃羊肉。

总之,身体较瘦、怕冷、体质较虚弱的人更适合吃羊肉;而热性体质的人,如肥胖、高脂血症以及肥胖伴高血压、高血脂、高尿酸血症等人群则要限制食用。如患有急性炎症、外感发热、热病初愈、皮肤疮疡、疖肿等症,也要忌食羊肉。若为平素体壮、口渴喜饮、大便秘结者,也应少食羊肉,以免助热伤津。

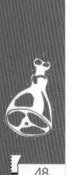

7.感冒初期不宜吃羊肉

感冒初期的人不宜吃羊肉。羊肉性质温热，有大补的作用，感冒初期的人吃羊肉不利于病情的发散，会导致病情迁延不愈。

8.痛风病患者不宜吃羊肉

患有痛风、尿酸偏高的，要少吃羊肉火锅，最好不吃。因为羊肉火锅中嘌呤含量高，嘌呤被人体吸收后进入血液循环，经过代谢会产生过多的尿酸，从而引起关节疼痛等症状。

9.孕妇不宜大量吃羊肉

孕期可少量吃羊肉，但需注意的是，由于羊肉性温，不宜过多地食入，以免助热伤阴，引起不适。同时，孕妇吃羊肉要注意适当多喝水，适当多吃一些水果、蔬菜等，均衡补充营养。

10.小孩不宜大量吃羊肉

羊肉温热而助阳，小孩的体质特别容易燥，不适合过量进补。

 营养菜谱

一、红烧羊肉

用料：羊肉、酱油、冰糖、姜、八角、桂皮、干辣椒、香叶、料酒、葱、枣、啤酒、青蒜。

做法：

1.锅中加水，放入生姜，水煮开后放入羊肉氽水，捞起备用；

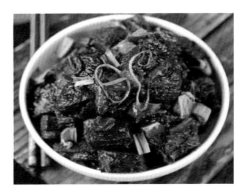

锅中放入适量的食用油，加入冰糖，中火让其融化，开小火加入生姜、

葱煸炒几下。

2.继续加入干辣椒、桂皮、香叶、八角和红枣,煸炒几下后加入余过水的羊肉煸炒,开大火;慢慢加入小半碗料酒,继续大火翻炒,加入半碗左右的酱油翻炒上色,加入一瓶啤酒。

3.再加水,直到没过食材,加盖大火煮开后马上改小火炖至少一个半小时,出锅前撒上青蒜即可。

小贴士:

1.加啤酒是为了去除羊膻味。

2.用冰糖不用红糖,主要是考虑冰糖是凉的,可以削弱一点羊肉的热,一定要记得第一次就要加足啤酒和水,中途加水,味道会大打折扣的。

二、清炖羊肉

用料:新鲜羊肉、葱、姜、陈皮、当归片、山楂、盐、料酒、蒜、香芹。

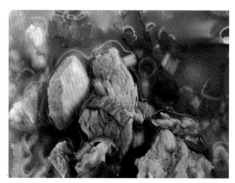

做法:

1.羊肉斩件,清洗数遍,洗去血水。如果时间允许,可浸泡2小时以上,勤换水。冷水下锅,加料酒、姜片,放入清洗好的鲜羊肉,大火煮开。

2.将煮开的血水倒去,羊肉再次清洗干净,重新加冷水下锅。

3.加料酒、姜片、葱、陈皮、山楂、当归片,大火煮开;再转小火,撇去浮沫。小火炖1小时,捞出葱、陈皮、山楂等,即可加盐调味起锅。

4.盛碗时可依喜好加青蒜苗或者香芹粒。

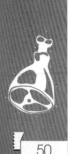

饮食禁忌：

1.对当归有不良反应的人群应该尽量避免食用,如食用当归后发热、嗜睡、恶心、血压下降等。

2.陈皮有健胃作用,可用以开胃。

三、红烧羊排

用料:带皮羊排、八角、桂皮、花椒、香叶、枸杞、红枣、冰糖、大葱、生姜、香菜、料酒、老抽、生抽、盐、鸡精、干辣椒。

做法:

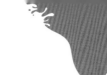

1.冷水将羊排下锅,大火烧开2分钟后取出,过水洗去浮沫,沥干备用。

2.起油锅,低温小火下花椒爆香,切忌不要大火,以免将花椒炸焦。爆香后将花椒捞出,锅中留之前炸花椒的油,依次放入姜片、八角、桂皮、干辣椒、香叶及大葱爆香。

3.加入之前余水的羊排翻炒,依次加入老抽、生抽继续翻炒,加热水没过羊排,放入红枣和枸杞,水开后试味,如果觉得淡可适量加少许盐。

4.盖锅盖,转小火焖煮1小时以上,大火收汁,加入冰糖翻炒,装盆,撒上香菜即可。

小贴士:

1.羊排尽量在买的时候让商家剁好,省去以后加工的麻烦。

2.炒料煸香时,大葱一定要最后放,早放容易烧焦。

3.最后收汁过程中放入冰糖翻炒,手要快,不然容易粘锅。

四、孜然烤羊排

用料：羊排、孜然粉、辣椒粉、盐、姜、桂皮、八角、花椒。

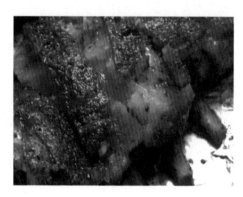

做法：

1. 羊排选外层有一层油皮的比较好，洗净放入高压锅，放入桂皮、花椒、八角、盐、姜，加水，水没过羊排即可，大火上汽后转中小火煮 20 分钟。

2. 将羊肉捞出沥干，晾凉；将盐均匀地抹遍羊排，再抹孜然粉、辣椒粉，再抹一遍油，用量根据个人口味决定，抹好放置半小时。

3. 用一张锡纸垫在烤盘上，再用一张锡纸将羊排包好，烤箱 200℃ 上下火，烤 20 分钟，用锡纸包的目的是防止羊肉水分流失，口感发柴。

4. 20 分钟后，烤箱转上火，把锡纸打开，羊排有一层油脂那面朝上，继续烤 8~10 分钟，目的是上色和将外皮烤脆；外皮烤得焦黄后，出炉。用菜刀顺着排骨一根根切开，就可以吃了。

小贴士：

无高压锅，可用普通的锅煮羊排，时间要适当延长，煮至用筷子轻易捅穿羊肉，即可。

五、家常烤羊腿

用料：羊腿、洋葱、胡萝卜、葱、姜、蒜、八角、花椒、茴香、山奈、肉蔻、干辣椒、盐、绍酒、酱油、白糖、胡椒粉。

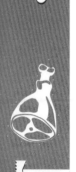

做法：

1.将羊腿洗净,用刀背将骨头剁段,肉连着就可以,不要切断;锅中放入凉水,水开后放入羊腿汆净血末,捞出用温水冲净备用。

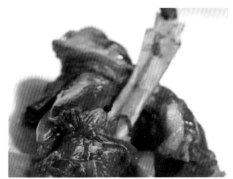

2.另起一口锅烧热,放少许油,煸香葱、姜、蒜和其他香料,胡萝卜切滚刀块、洋葱切块。

3.锅中放入洋葱,一块煸出香味,炒至洋葱变软,加入开水,放酱油、绍酒、胡椒粉,做成香喷喷的汤。

4.放入汆好的羊腿,大火烧开,撇去浮沫,盖上锅盖,改成中小火,大约煮45分钟,煮至羊腿用筷子可以轻松穿透,加盐、白糖调味。

5.放入切好的胡萝卜块,改成大火,待胡萝卜块软熟,汤汁也略微收紧变浓即可出锅装盘。

饮食禁忌：

1.胃寒的人少吃羊肉。

2.吃完后切忌喝茶,否则容易导致便秘。

六、清炖羊腿

用料:羊腿、葱、姜、花椒、八角、香菜。

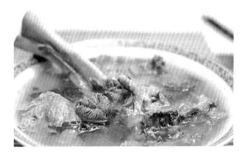

做法:

1.羊腿洗净后放锅里大火煮开,把浮沫撇干净,加葱、姜、八角、花椒;

2.大火煮开后改小火煮1.5~2小时,即可;

3.两小时后羊肉煮烂,放盐和香菜即可。

七、孜然羊肉片

用料:羊肉片、孜然、白糖、姜、蒜、生抽、蚝油、料酒、鸡精、盐、五香粉、油。

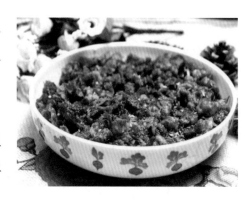

做法:

1.羊肉用热水氽一下,这里注意不宜氽的时间太久,否则羊肉肉质会变老;

2.备孜然、五香粉、鸡精、盐、生抽、姜、蒜、料酒、蚝油、白糖;

3.锅烧热,放入适量油,蒜入锅,过油爆香,羊肉入锅,快速翻动;

4.加少许盐、鸡精、五香粉,快速翻炒均匀,入生抽、料酒、蚝油继续翻炒,放少许白糖提鲜,撒入孜然翻炒均匀,即可出锅。

小贴士:

这样做出来的羊肉会稍微有一点点焦香,配上孜然的特殊香味,一点也不觉得腻。如果喜欢吃香菜,可以在出锅前撒入香菜。

八、传统京味羊蝎子

用料:羊蝎子、香菜、洋葱、葱、姜、红辣椒、盐、生抽、老抽、料酒、红糖、花椒、香叶、小茴香、肉蔻、丁香。

做法:

1.将剁好的羊脊骨清洗干净,放在清水中浸泡1小时,泡出血水;锅中加入充足的清水,放入花椒、香叶、葱、姜。

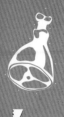

2.水开后放入羊脊骨,放入料酒,大火烧开,撇去浮沫,捞出羊脊骨后再关火,倒掉汆水的汤。

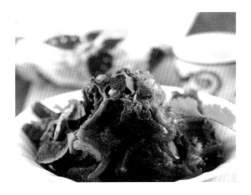

3.洋葱切片,锅中加入适量的底油,放入洋葱片和香菜小火翻炒,待洋葱变得焦黄,香菜变蔫,盛出不要;放入羊脊骨,翻炒煎出油脂。

4.将花椒、小茴香、肉蔻、香叶、丁香放入调料袋中投到锅内。

5.放入小辣椒和姜片、葱段,烹入料酒去腥,加入生抽、老抽翻炒上色,添加红糖,加满热水,水量没过肉一点即可,大火烧开后转小火,盖上锅盖焖煮 1 小时,用盐调味后,盖上盖子,焖煮 30~40 分钟,肉质软烂即可出锅。

小贴士:

1.炒洋葱和香菜是为了炒香底油,用有香味的底油翻炒羊蝎子,可以辅助去腥。

2.改用红糖,效果意外的好,不仅营养成分比白砂糖高很多,上色效果也很显著。

3.羊蝎子吃完肉,中间还有骨髓,喜欢的朋友不要错过。

九、羊蝎子火锅

用料:羊蝎子、生姜、辣椒、盐、胡椒、冰糖、葱、生抽、老抽、料酒。

做法:

1.羊蝎子选用骨缝窄带肉的为最好,买时请人改刀成块,回家用盆装好,注清水浸泡 2~4 小时,期间需要换水一到两次,为的是除血

水去腥;

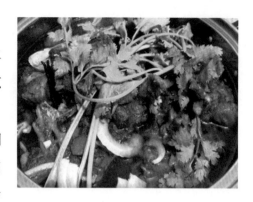

2.冷水下锅,加入羊蝎子,水沸后撇去浮沫,羊蝎子捞起过凉水冲洗一下;

3.炒锅入油,加入羊蝎子翻炒,入料酒、生抽、老抽、盐、胡椒、冰糖、生姜、葱段,加温水,与肉齐平,入电高压锅,选牛羊肉档;

4.准备涮火锅配菜,羊蝎子入高压锅30~40分钟即可,取出,入锅,开吃。

小贴士:

1.加冰糖是为了增加入口的润滑感,不是红烧菜,这里不需要炒糖色。

2.高压锅问题,电高压锅是全自动的,以苏泊尔电高压锅为例,时间约在40分钟,普通高压锅时间约在上汽后10~12分钟。

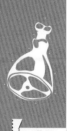

第二章　禽类

第一节　鸡

中国传统医学认为,鸡肉有温中益气、补虚填精、健脾胃、活血脉、强筋骨的功效。现代医学认为,鸡肉中蛋白质的含量较高,氨基酸种类多,而且消化率高,很容易被人体吸收利用。与猪肉等红肉相比,作为白肉的鸡肉具有"高蛋白、低脂肪、低热量"的营养特点。每 100 克鸡肉中含有 19.3 克的优质蛋白,远高于猪肉的 13.2 克,而脂肪只有 9.7 克,不到猪肉 37 克的 1/3,热量也只有 167 千卡,不到猪肉 395 千卡的一半。鸡肉肉质细嫩,滋味鲜美,由于其味较淡,可使用于各种料理。鸡肉可以说是蛋白质含量最高的肉类之一。鸡肉对营养不良、畏寒怕冷、乏力疲劳、月经不调、贫血、虚弱等有很好的食疗作用。

鸡肝:鸡肝呈大小双叶,叶面有苦胆和经络(加工时须摘去)。其色紫红,质细嫩。肝脏是动物体内储存养料和解毒的重要器官,含有丰富的营养物质,具有营养保健功能,是最理想的补血佳品之一。鸡肝含有丰富的蛋白质、钙、磷、铁、锌、维生素 A 及 B 族维生素。

鸡腿:腿肉是从脚到腿的部位,及腿根一带的肉,其肉质颇坚硬,连皮一起摄取时,脂肪的含量较多,也是在整只鸡中铁含量最多的一部分。鸡腿肉中蛋白质的含量比例较高,种类多,而且消化率高,很容易被人体吸收利用,有增强体力、强壮身体的作用。去皮的鸡腿肉所含脂肪量也低于其他肉。

鸡胸肉:鸡胸肉蛋白质含量较高,且易被人体吸收利用,含有对人体生长发育有重要作用的磷脂,是中国人膳食结构中磷脂的重要来源之一。鸡胸肉所含脂肪和卡路里低于鸡腿肉。

鸡皮:鸡皮的保健作用主要体现在含有丰富的胶原蛋白。胶原蛋白在人体皮肤中具有非常重要的作用,有良好的支撑力,就像撑起皮肤组织的钢筋架构一样,能让皮肤看起来非常丰润。所以,鸡皮菜肴多有美容保健之效。

鸡爪:鸡爪的营养价值比较高,具有提高免疫力、祛脂降压、有益心血管、养颜护肤等保健作用。它含有丰富的钙质及胶原蛋白,适当地食用不但能够软化血管,还具有美容养颜的功效。鸡爪中含有丰富的脂肪,为人体提供必需的脂肪酸,以及蛋白质,可维持体内钾钠的平衡,消除水肿,提高人体免疫力。鸡爪中还含有大量的铜,对于血液、中枢神经和免疫系统,头发、皮肤和骨骼组织以及大脑和肝、心等内脏的健康发育和功能有着重要的影响。

 饮食禁忌

内火偏旺、痰湿偏重之人,肥胖症,患有热毒疖肿之人,高血压、血脂偏高及患胆囊炎、胆石症的人忌食鸡肉;鸡肉性温,助火,肝阳上亢及口腔糜烂、皮肤疖肿、大便秘结者不宜食用鸡肉;感冒伴有头痛、乏力、发热的人忌食鸡肉、鸡汤。

1.鸡肉与鲤鱼:鸡肉甘温,鲤鱼甘平。鸡肉补中助阳,鲤鱼下气利水,性味不反但功能相乘。鱼类皆含丰富蛋白质、微量元素、酶类及各

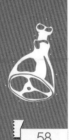

吃出营养 吃出健康——肉类的科学吃法

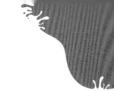

种生物活性物质,鸡肉成分亦极复杂,二者同食对身体不利。

2.鸡肉与李子相克,食则拉痢。

3.鸡肉与菊花相克,不宜同食。

4.鸡肉与糯米相克,同食会引起身体不适。

5.鸡肉与大蒜:大蒜会削弱鸡肉温补的功效,且大蒜辛辣,与鸡肉同时烹炒会破坏鸡肉的香味。

6.鸡肉与芝麻相克,不宜同食。

7.鸡肉与芥末:这两种食物同食会伤元气。因芥末是热性之物,鸡肉属温补之品,二者同食恐助火热,无益于健康。

 挑选鉴别

要注意观察鸡肉的外观、色泽、质感。新鲜、卫生的鸡肉白里透红,有亮度,手感光滑。鉴别鸡肉是否注水,可尝试以下做法:拍,注水鸡的肉富有弹性,用手一拍,便会听到"啪啪"的声音;看,仔细观察,如果发现皮上有红色针点,周围呈乌黑色,表明注过水;掐,用手指在鸡的皮层下一掐,明显感到打滑的,一定是注了水的;摸,注过水的鸡用手一摸,会感觉到表面高低不平,好像长有肿块,而未注水的鸡,摸起来很平滑。

营养菜谱

一、爆炒鸡肝

用料:鸡肝 350 克,洋葱半个,青红辣椒各一个,油 3 汤匙,料酒 1 汤匙,花椒粉 3 克,葱、姜、蒜、淀粉、生抽、白糖、盐、香油适量。

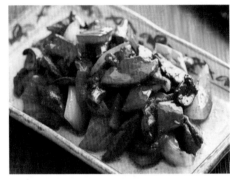

做法:

1.鸡肝洗净,切成片后,用料酒、盐、淀粉抓匀,再加少许油拌匀,腌制 10 分钟左右。洋葱洗净切片,青红辣椒洗净、去子、切块备用。

2.取一小碗,加入料酒、生抽、盐、白糖、花椒粉调匀,兑成调味汁。锅内加较多的油,烧至六成热时,放入鸡肝滑炒至变色后,关火捞出沥油。

3.锅中留少许底油烧热,下葱、姜、蒜片炒香,放入洋葱和辣椒,继续大火翻炒至断生后,将鸡肝倒入锅中翻炒均匀。

4.迅速将兑好的调味汁倒入锅中,炒匀关火,最后淋入几滴香油,即可出锅(香油只是点缀的香气,切忌多放)。

二、蜜姜鸡肝

用料:新鲜鸡肝 200 克,生姜适量,蜂蜜 3 勺,淡口酱油 3 勺,水、酒适量。

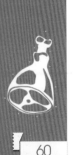

吃出营养 吃出健康——肉类的科学吃法

做法：

1.鸡肝清洗干净，切成适口的大小备用。锅中烧水，水沸后加入少许的酒，把鸡肝放入，看到有血沫漂上来的时候关火。

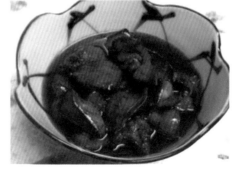

2.将鸡肝捞出，用流水将血沫冲掉，沥干备用。将生姜、蜂蜜、酱油倒入锅中搅匀，用大火煮。

3.加入鸡肝，大火煮2~3分钟以后关火，不要把锅挪下来，一直静置等自然冷却，完成。

小贴士：

一定要大火快煮，姜的量可以按个人口味加以调整。贫血的人可以常吃，有助于补铁。

三、照烧鸡腿

用料：整鸡腿2个、姜片2片、蚝油1勺、鲜味酱油1勺、生抽1勺、冰糖1勺、米酒1勺、油2勺、柠檬汁适量。

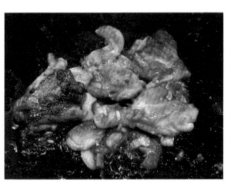

做法：

1.照烧汁：蚝油、酱油、生抽、冰糖粉放在一起搅匀，制成调味汁；

2.鸡腿去骨切四块，用米酒腌制片刻，油加热至四成时将姜片放油中爆香，放入鸡腿，鸡皮朝下用小火煎制；

3.鸡皮下的脂肪煎出油脂，继续翻面煎制，直到两面均有一点点焦黄；

4.加入调味汁,煎至汤汁收浓裹匀即可,装盘,挤上少许柠檬汁。

四、黄焖鸡

用料:鲜鸡腿 1 斤,香菇 10
个,尖椒 1 个,酱油、盐、糖、生
粉、老抽、料酒、姜片适量。

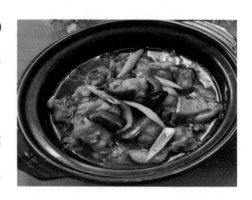

做法:

1.香菇用温水泡软,切条,用
酱油、盐(6 克)、糖、生粉、老抽、
料酒、姜片腌制鸡腿;

2.把香菇、鸡腿放入高压锅,加水浸过鸡腿一半,盖上盖子放到火
上,十分钟后关火,不要打开盖子,焖一会儿让食材入味;

3.把所有用料倒入砂锅,大火滚开后,加入尖椒,过 3~5 分钟,尖
椒入味即可。

五、西红柿罗勒炖鸡胸

用料:鸡胸 4 整块、西红柿 2
个、紫洋葱 1 个、鲜罗勒 6 片、盐
适量、黑胡椒粉适量、白胡椒粉
适量、迷迭香适量、糖适量。

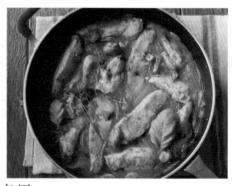

做法:

1.一个整块鸡胸切成 3~4
大条,抹上盐、黑胡椒粉、白胡椒粉备用;

2.不粘锅加热后,放入鸡胸,煎至焦黄后翻面,继续煎到焦黄,然
后把鸡胸盛出来,锅里放洋葱,炒至出香味,放入西红柿;

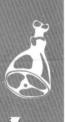

3.等西红柿稍软,放入鸡胸,翻炒均匀,盖锅盖,中小火咕嘟到西红柿变烂成酱汁,放入盐、黑胡椒粉、白胡椒粉、切碎的罗勒叶、迷迭香、糖调味,大火收汁;

4.汤汁浓稠后,关火,时间允许的话,最好能焖20分钟左右让鸡肉入味。

小贴士:

1.白胡椒粉要多放,和鸡肉很搭配。

2.吃的时候可以把鸡肉扯碎蘸着汤汁吃。

3.时间允许的话,小火咕嘟20分钟以上最好。

4.炖鸡胸的口感怎么也不能和鸡腿相比,毕竟脂肪少,换成鸡腿更好吃。

5.切鸡肉的时候,和鸡肉纹理呈45度下刀,这样切出的鸡肉好吃。

6.西红柿的品种不同,出汤汁的量也不同,所以西红柿的多少根据实际情况灵活掌握,多做几次就好掌握了。

六、土豆鸡胸肉

用料:土豆 3 个,鸡胸肉 1 块,生姜 1 块,酱油、黑胡椒、淀粉适量。

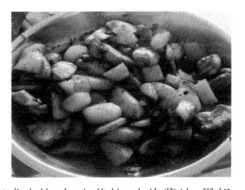

做法:

1.土豆切成方状,用开水煮一遍,生姜切成粒。

2.鸡胸肉切成三大块,然后切成小块,加入姜粒、少许酱油、黑胡椒、少量淀粉腌制。

3.热锅,加入土豆块,翻炒,盛出;热锅,加入鸡胸肉,翻炒至八成熟,盛出。

4.热锅,加入姜粒,翻炒,将土豆和鸡肉一起加入,翻炒,最后加入酱油。

小贴士:

腌制鸡肉的时候,酱油不用放太多。

七、炸鸡皮

用料:鸡皮、淀粉、盐、酱油。

做法:

1.鸡皮剪小块,加一点点盐和酱油腌制;

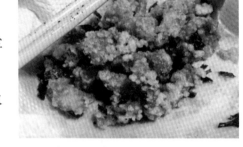

2.加干淀粉抓匀,中小火油炸;

3.炸好了撒点盐,有海苔的话还可以加点海苔。

八、秘制红烧鸡爪

用料:鸡爪750克、花椒1小把、八角2个、桂皮2小片、香叶2小片、冰糖10克、料酒1勺、老抽3勺、生抽2勺、十三香半勺、姜2片。

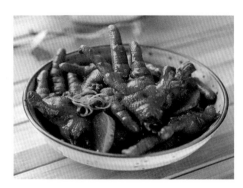

做法:

1.准备好食材和各种香料;鸡爪冲洗干净后,逐个剪去趾甲。

2.锅里放半锅清水,倒入鸡爪,大火煮开后继续煮三分钟,把鸡爪

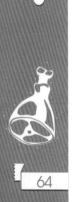

捞出,用流动的水冲洗干净,沥干。

3.鸡爪倒入锅中,放清水大致盖过鸡爪,煮开后,加料酒和姜。

4.加入老抽和生抽,把花椒、八角、桂皮、香叶全部装入茶包袋,放入锅中(没有茶包袋就直接放入锅中)。

5.放入冰糖,再次煮开后转小火大约煮80分钟,至鸡爪酥烂入味,转大火收浓锅中汤汁,加入十三香即可出锅。

小贴士:

1.鸡爪要汆水,冷水入锅,整个汆水过程不要盖盖子。

2.冰糖可以用白糖代替,但是用冰糖可以让做好的鸡爪更有光泽、更好看。

3.调味中的十三香起点睛作用,其他的香料可以按需要更换。

4.调味中老抽和生抽都有咸味,所以没有再放盐,如果口味重,可以酌情加点儿盐。

5.鸡爪酥烂的程度可以自己控制,喜欢吃有嚼劲的就煮得时间短点儿,喜欢吃很酥烂的就延长煮的时间。想要节约时间,可以选择用高压锅。

九、蒜香鸡脚

用料:鸡脚、草果、大蒜、辣椒、生姜、老抽、八角、白醋、盐、糖。

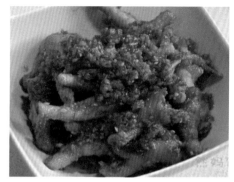

做法:

1.鸡脚加几大勺盐搓洗干净;去趾甲,将鸡脚切半,备用;大蒜、辣椒切碎备用(蒜是辣椒的3~5倍)。

2.起锅加水放姜片,水沸腾放鸡脚加少许白醋;盖盖煮8分钟。

3.将煮好的鸡脚迅速用冷水冲洗至完全冷却;放少许老抽拌匀腌渍10分钟;起锅,放入大量油,油热放八角、草果炒香。

4.放蒜碎炒至微黄出香味,加辣椒碎炒香。

5.放鸡脚翻炒,加少许生抽、盐,翻炒;加一勺白砂糖继续翻炒;炒几分钟至鸡脚均匀上色入味即可。

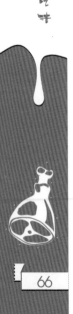

吃出营养 吃出健康——肉类的科学吃味

第二节　鸭肉

鸭肉是餐桌上的上乘肴馔,适于滋补,是各种美味名菜的主要用料,也是人们进补的优良食品。鸭肉的营养价值与鸡肉相仿。但在中医看来,鸭子吃的食物多为水生物,故其肉性寒味甘、入肺胃肾经,有滋补、养胃、补肾、消水肿、止热痢、止咳化痰等作用。凡体内有热的人适宜食鸭肉,体质虚弱,食欲不振、发热、大便干燥和水肿的人食之更为有益。《本草纲目》记载:鸭肉"主大补虚劳,最消毒热,利小便,除水肿,消胀满,利脏腑,退疮肿,定惊痫"。

 营养价值及食疗价值

鸭肉的营养价值很高,蛋白质含量比畜肉高得多。鸭肉的脂肪、碳水化合物含量适中,特别是脂肪均匀地分布于全身组织中。鸭肉中的脂肪酸主要是不饱和脂肪酸和低碳饱和脂肪酸,含饱和脂肪酸量明显比猪肉、羊肉少。有研究表明,鸭肉中的脂肪不同于黄油或猪油,其饱和脂肪酸、单不饱和脂肪酸、多不饱和脂肪酸的比例接近理想值,其化学成分近似橄榄油,有降低胆固醇的作用,对防治心脑血管疾病有益,对担心摄入太多饱和脂肪酸会形成动脉粥样硬化的人来说尤为适宜。

1.鸭肉、鸭血、鸭内金全都可药用。

2.公鸭肉性微寒,母鸭肉性微温,入药以老而白、白而骨乌者为佳。用老而肥大之鸭同海参炖食,具有很大的滋补功效,炖出的鸭汁,善补五脏之阴和虚劳之热。

3.鸭肉与海带共炖食,可软化血管,降低血压,对老年性动脉粥样硬化和高血压、心脏病有较好的疗效。

4.鸭肉与竹笋共炖食,可治疗老年人痔疮下血。因此,民间认为鸭是"补虚劳的圣药"。

 饮食宜忌

宜

1.鸭肉宜与山药同食,可降低胆固醇含量、滋补身体。

2.鸭肉和酸菜同食可以清肺养胃、滋阴补肾、消肿利水。

3.鸭肉适合和小红豆一起吃,具有利尿解毒的功效。

4.鸭肉和沙参同食:鸭肉有补血滋阴之效;沙参有滋阴养胃、生津清肺之效,两者同食有滋阴润燥、治疗干咳等作用。

5.鸭肉宜与当归同食,具有补血作用。

6.鸭肉宜与白菜同食,可促进血液中胆固醇的代谢。

忌

1.鸭肉不宜和兔肉、杨梅、核桃、木耳、胡桃、荞麦一起吃。

2.鸭肉忌与鸡蛋同食,否则会伤元气。

3.鸭肉也不宜和鳖肉一起吃,会使人阴盛阳虚、水肿泄泻。

 挑选鉴别

一看宰杀处的刀口:

如果是宰杀的活鸭,因为鸭挣扎的缘故,刀口不会很平,而且会因心脏跳动产生血液浸润的情况。倘若刀口是一条平滑的线,也没有血

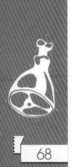

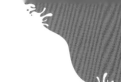

液浸润鸭肉,就说明是在鸭病死后补刀的。

二看眼球:

眼球饱满,眼睛色泽明亮,这是新鲜鸭肉的重要标志,而且新鲜鸭肉的眼睛呈全开或半开状。如果鸭肉放久了或已经变质,白条鸭的眼睛会凹陷;如果是病死鸭,眼睛很浑浊。

三看鸭蹼:

放置长久的鸭蹼是干缩无弹性的,用手指压后,很难恢复原状。

四看鸭肉:

鸭肉上的脂肪呈淡黄色,如果不新鲜了,鸭肉脂肪的黄色会变淡,而且肉质发黏。

五看鸭屁股:

新鲜的白条鸭屁股看起来很干净,如果是病死的鸭,屁股会有点绿色。

六看合格证:

鉴别白条鸭最好、最有效的做法是查验有无动检部门出具的动物检疫合格证明或标有检疫合格标志。

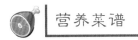 营养菜谱

一、秘制啤酒鸭

用料:鸭肉约 600 克、小土豆 200 克、干香菇 10 个、干海带一大片、啤酒 600 毫升、丁香 3 颗、橙子的皮半个、八角 2 个、桂皮 1 小片、香叶 2 片、干辣椒 5 个、拇指大的姜 1 块、蒜头 6 瓣、葱 4 根、生抽 3 大勺、豆瓣酱 2 大勺、老抽几滴、香油 1 大勺、糖 1 大勺、白胡椒粉适量。

做法：

1.鸭肉斩块洗净，小土豆带皮洗净，海带剪成 4 厘米见方的小片，洗净泡发，干香菇洗净泡发，橙子薄薄地削下黄色外皮，姜切片，蒜头去皮，2 根葱切长段，1 根葱切葱丝或葱花。

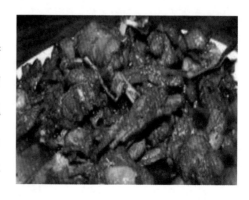

2.鸭肉冷水下锅，与几片姜、一根葱一起煮开，然后用热水将余水后的鸭肉洗净沥干；锅内放少许油，中大火热锅后下鸭肉煸炒 3 分钟至变金黄色、鸭皮出油。

3.下丁香、八角、桂皮、香叶、干辣椒、姜片、蒜头、葱段和豆瓣酱一起中火翻炒至出香味、豆瓣酱出红油。

4.下啤酒煮开，连汤转移至炖锅内，加几滴老抽，下切成两半的香菇、海带和橙子皮。

5.小火炖煮半小时后下小土豆、生抽和糖调味，继续炖煮半小时至 40 分钟；等土豆和鸭肉都软了，大火收汁到合适浓度，出锅前拌入白胡椒和香油，出锅后撒上葱花。

小贴士：

1.鸭皮油挺多的，尽可能地少放点油。另外，也可以把脂肪较多的鸭皮剔掉。

2.翻炒的时候，炒的时间越长，后面焖的时间就要变短，而且炒得久的话，会更香。

3.香料别放太多，否则抢了鸭子的鲜味就不好了。

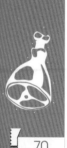

二、泡椒炒鸭肉

用料:鸭脯肉、泡椒、泡菜、大蒜、盐、生姜、葱、花椒、蚝油、酱油、胡椒粉、料酒、水淀粉、少许白糖。

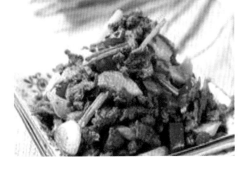

做法:

1.鸭脯肉去皮,切成薄片,放入碗中,加入适量的蚝油、盐、料酒、水淀粉、少许白糖,拌匀后腌制15分钟;

2.泡椒切成圈,泡菜切片,大蒜去皮切成粒,生姜切片,葱切段;

3.热锅放油,放花椒、生姜、大蒜,炸出香味后下入腌制好的鸭肉片,大火快炒至鸭肉变色;

4.下入泡椒、泡菜,翻炒两三分钟左右(此时如觉得太干,可放入一勺高汤),最后放入适量的酱油、葱段,炒匀后即可出锅。

小贴士:

1.鸭肉在腌制的时候放了盐,泡椒与泡菜中含有盐分,所以在炒的时候不需要另外再放盐。

2.白糖的用量一点点即可,不需太多。

三、红烧鸭

用料:鸭肉适量、金橘适量、山楂粉少许、姜少许、冰糖少许、红烧汁少许、盐适量、料酒少许。

做法:

1.鸭肉切小块,余水,捞起沥水;锅中放适量油,将鸭肉放入煸炒,将水分炒干,并有一部分鸭油逼出来,鸭肉表面稍稍有点焦。

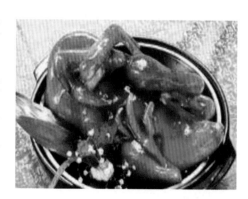

2.金橘洗净对半切待用,放入冰糖拌炒,放姜片拌炒,加适量红烧汁、料酒,拌炒上色,放入金橘,稍稍拌炒。

3.放入少许山楂粉,倒入高压锅,放适量水,放入葱段,大火烧7~8分钟转小火,最后在高压锅内拌炒收汁,撒上葱花,再放几颗金橘即可。

小贴士:

1.汆烫鸭块时要冷水下锅,以免有腥味。

2.水要一次性放足,中途如需加水,请加热水。

3.炒冰糖时火不可太大,以免烧焦,炒至冰糖基本融化即可,里面即使有些没有完全融化的小颗粒也没有关系。

四、山药焖鸭

用料:山药300克、鸭肉300克、油适量、盐适量、姜适量、老抽适量、生抽适量、香菜适量。

做法:

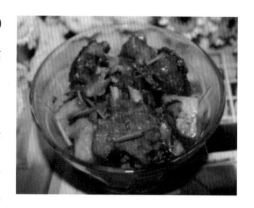

1.鸭块洗净沥干备用,山药去皮,切成大丁,未用时先泡水里,可以滴点醋防氧化,锅中热油,下姜片爆香。

2.下鸭肉进锅先煎香一面,再翻另一面煎香,倒入一点老抽、一点

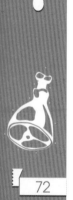

生抽与鸭肉炒匀,加入山药块一起炒匀,加入适量的水焖煮,水开后转小火。

3.焖约半小时,至鸭肉熟透、山药软绵,即可收汁;最后试味,不够咸就加盐,够则免了,撒点香菜即可盛起食用。

小贴士:

喜欢的话,可以加点五香粉,味道会非常好!

五、鸭肉粥

用料:鸭肉 150 克、糯米 250 克、鸡精、葱花、盐少许、黄酒。

做法:

1.将鸭肉洗净,切成小块。在鸭肉中加入黄酒和少许盐,拌匀,盖上盖子腌制 2 个小时以上。

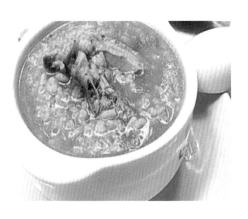

2.将糯米洗净。锅中加水,水开后放入腌好的鸭肉。再次煮开后撇去浮沫,继续煮 5 分钟。

3.倒入糯米,大火煮开后转小火慢煮 1 个小时。

4.粥煮好后加入适量盐和鸡精,撒入葱花即可。

六、鸭肉春卷

用料:鸭肉 150 克、春卷皮、卤料、盐、葱花、鸡精、葱、姜、芝麻油、辣油、料酒、糖。

做法:

1.鸭腿去皮洗净氽水。

2.鸭腿放压力锅,加 2 碗水、卤料、盐、葱、姜、料酒、糖焖煮 15 分钟;关火后等 15 分钟没压力时开锅,取出鸭腿去骨。

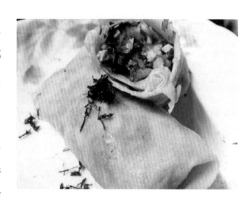

3.鸭肉切碎,加葱花、鸡精、白糖、芝麻油、辣油拌匀,包入春卷皮中;煎锅放油,炸春卷至两面略焦黄即可。

七、洋葱炒鸭肉

用料:鸭肉 500 克,洋葱 100 克,紫苏适量,姜丝少量,蒜蓉少量,料酒、酱油、油、盐、糖、淀粉适量。

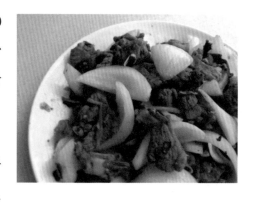

做法:

1.将鸭肉剁成块,放入盘子中加入适量的酱油、盐、料酒、糖、淀粉,拌匀后腌 10 分钟;洋葱切块。

2.起油锅,下蒜蓉、姜丝,出香味后放入腌好的鸭肉,大火翻炒 2~3 分钟至鸭肉变色。

3.放入紫苏,小火焖约 10 分钟(期间一般不需要放水,因为鸭肉在小火焖的时候会出水,如果觉得太干可放入适量的高汤);放入洋葱大火翻炒 2~3 分钟,打芡出锅。

小贴士:

1.鸭肉已经腌制好了,在煮的时候不需要再放盐。

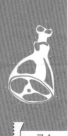

2.鸭肉在煮的时候一般不需要放水,放了水会有腥味。

3.洋葱一般不需要炒太长的时间,时间长了,就会没有洋葱特有的味道。

八、快手酱鸭

用料:鸭肉、生抽、老抽、冰糖、香叶、八角、茴香、生姜、料酒。

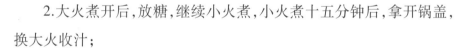

做法:

1.整块鸭肉洗净后用水汆一下,重新洗干净后,锅内放水盖过鸭肉,放生姜、料酒、生抽、老抽、八角、茴香、香叶;

2.大火煮开后,放糖,继续小火煮,小火煮十五分钟后,拿开锅盖,换大火收汁;

3.等到汁水差不多黏稠后,取出鸭肉放凉后切块,浇上汁水。

小贴士:

各种调料的量根据鸭肉量调节,原则是一开始少放点,尝尝味道,淡了就加一点,最好一点点加,免得放多咸了不好弄。

九、盐水鸭

用料:鸭腿两只、盐 60 克、八角 30 克、花椒 5 克、大葱 15 克、姜 5 克、黄酒 10 克。

做法:

1.先将鸭清洗干净,在鸭身上用叉子扎些小洞;锅中放入八角、花椒,小火炒出香味,再加入盐、葱、姜,再加入适量油炒香。

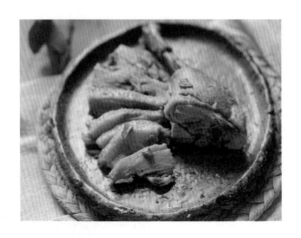

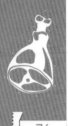

2.锅中倒入热水,大火烧开;放入鸭肉,烹入黄酒,中火煮 30 分钟。

3.事先准备好一盆冷开水,关火将煮好的鸭子放进水中降温,可以放几个冰块进去,同时将卤汁过滤掉香料放凉;将鸭子放在凉透的卤汁中浸泡过夜,夏天可以放入冰箱冷藏,取出切件装盘即可。

小贴士:

1.盐和各种调料的量没办法很精确,可根据各自口味和主料鸭的大小调整。

2.鸭子的品质很重要,如果能买到新鲜的鸭子肯定味道更好,如用冷冻鸭腿,品相上会差。

3.如果鸭子比较大,烹煮时间也要延长。

4.煮好之后捞出放凉,可以使鸭肉更加紧致。

5.浸泡的时间越长,味道就会越咸,一般浸泡过夜就差不多了,如果不马上食用也要从卤汁中取出,防止过咸。

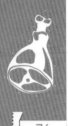
吃出营养 吃出健康——肉类的科学吃法

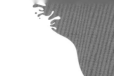

十、脆皮香酥鸭腿

用料:鸭腿两只、盐、花椒粒一小匙、料酒、姜片、油少量。

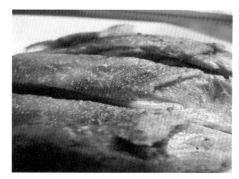

做法:

1.先洗净鸭腿,沥干水分;将花椒粒与盐放入锅内,用小火翻炒,炒至出香味,盐由白变成淡咖啡色;再将炒好的椒盐(包括花椒粒)、料酒和姜片均匀抹在鸭腿的正反面;将鸭腿放入冰箱腌制半天或一晚。

2.腌好后,将鸭腿放入锅内大火蒸 20~30 分钟(时间视大小而定)。

3.蒸熟的鸭腿擦净表面的花椒粒与油水,放入锅内,用少量油小火煎至表皮金黄酥脆即可。

第三节　鹅肉

鹅肉营养丰富,富含人体必需的多种氨基酸、蛋白质、维生素、烟酸、糖、微量元素,并且脂肪含量很低,不饱和脂肪酸含量高,对人体健康十分有利。鹅肉的蛋白质含量很高,根据测定,其含量比鸭肉、鸡肉、牛肉、猪肉都高。同时,鹅肉作为绿色食品于2002年被联合国粮农组织列为21世纪重点发展的绿色食品之一。中医理论认为,鹅肉味甘平,有补阴益气、暖胃开津、祛风湿防衰老之效,是中医食疗的上品,具有益气补虚、和胃止渴、止咳化痰、解铅毒等作用,适宜身体虚弱、气血不足、营养不良之人食用。凡经常口渴、乏力、气短、食欲不振者,可常喝鹅汤,吃鹅肉,这样既可补充老年糖尿病患者营养,又可控制病情发展,还可治疗和预防咳嗽等病症,尤其对治疗感冒、急慢性气管炎、慢性肾炎、老年浮肿、肺气肿、哮喘、痰壅有良效,特别适合在冬季进补。

鹅蛋:含蛋白质、油脂、卵磷脂、维生素、钙、镁、铁等。

鹅血:鹅血中含有一种抗癌因子,能增强人体免疫能力。由于免疫功能和肿瘤的发病率有密切关系,大多数患有恶性肿瘤者,机体的免疫功能显著下降。在鹅血中所含的免疫球蛋白、抗癌因子等活性物质,能通过宿主中介作用,强化人体的免疫系统。

 饮食禁忌

1.不宜与鸭梨同吃,同食容易使人生热病,发烧。

2.忌与鸡蛋同食,会伤元气。

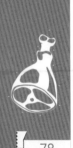

吃出营养 吃出健康——肉类的科学吃法

3.忌与茄子同食,会伤肾脏。

挑选鉴别

肉色呈新鲜红色、血水不会渗出太多的鹅肉为新鲜的,如果肉色已呈暗红,就不太新鲜了。最好是选择白鹅之肉,以翼下肉厚、尾部肉多而柔软、表皮光泽的为佳。

营养菜谱

一、黄焖仔鹅

用料:鹅骨(连骨)500克、黄酒10克、嫩生姜25克、精盐适量、葱1根、味精适量、蒜瓣25克、酱油15克、食用油75克、白糖5克。

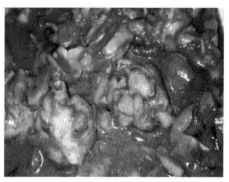

做法:

1.将鹅切块;嫩生姜洗净去皮,切成片;葱白切段(葱叶打结)。

2.锅放炉火上,放入食用油烧热,先放入姜片略炸,再放入鹅块煸炒至皮肉紧缩,放入白糖煸至色黄时,加入盐、黄酒、酱油、葱结、水适量,烧开后盖上锅盖,改用小火煮约十五分钟,加入味精、蒜瓣、葱白段,即可。

二、香麻鹅脯

用料:净鹅肉400克,白芝麻50克,鸡蛋1个,生姜5片,葱3段,绍酒、干淀粉各0.5汤匙,精盐2.5茶匙,花生油1000克。

做法:

1.将鹅肉片成长约4厘米、宽3厘米的肉脯,横直刻上井字纹,用绍酒、姜片、葱段、精盐腌好;

2.煎炸前将腌好的鹅脯去掉姜片、葱段,加入鸡蛋、干淀粉拌匀,然后每件鹅脯沾上白芝麻;

3.炒锅内放入少许花生油,再将鹅脯逐片排放在锅中,用中火煎至金黄色,边煎边加油,两面煎熟后倒漏勺中沥去油,装盘排好即成。

三、梅子甑鹅

用料:光鹅1只（约2000克)、酸梅250克、麻酱50克、盐5克、糖150克、味精3克、蒜蓉15克、姜末10克、葱末5克、胡椒粉1克、白醋10克、酱油10克、生油1500克、蚝油150克、水淀粉15克。

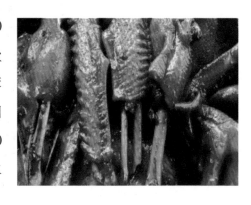

做法:

1.鹅斩去脚和翼尖,剖腹取出内脏,洗净血水,沥干;酸梅洗净,剁碎,盛入碗内,加入麻酱、盐、糖、味精、蒜蓉、姜末、葱末、胡椒粉拌匀,倾入鹅肚内,洞口用线绞穿,皮上用白醋抹匀。

2.烧热锅,放入生油、蚝油,待油烧至八成热时,将鹅下锅炸至金

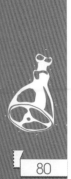

红色时取出,盛入炖盆。另用少许上汤,加入酱油、盐、糖,调和成红色汤汁,浇在鹅内,上笼蒸熟后取出,滗出原汁,鹅肉改刀斩件,原汁下锅烧透后,用水淀粉勾薄芡,淋在鹅肉上面即可。

四、红烧鹅肉

用料:鹅肉 500 克、葱 10 克、花生油 200 克、姜 10 克、酱油 10 克、蒜 3 瓣、红糖 12 克、水淀粉 13 克、盐适量。

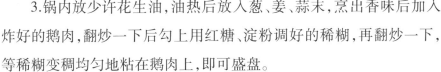

做法:

1.将煮熟的鹅肉切成 1 厘米见方的条,用花生油炸一下捞出来,备用;

2.把酱油、红糖、淀粉、精盐放在一块,加适量水调成稀糊状备用;

3.锅内放少许花生油,油热后放入葱、姜、蒜末,烹出香味后加入炸好的鹅肉,翻炒一下后勾上用红糖、淀粉调好的稀糊,再翻炒一下,等稀糊变稠均匀地粘在鹅肉上,即可盛盘。

五、砂锅酸菜鹅

用料:鹅半只、酸菜 500 克、葱 10 克、八角 2 颗、料酒 20 克、香菜 200 克、红辣椒 50 克、生抽 30 克、色拉油 250 克、盐 10 克、香叶 2 片、姜 15 克、蒜 2 瓣。

做法:

1.将半只鹅剁成小块,用加了姜片、料酒的水氽过,控水备用。

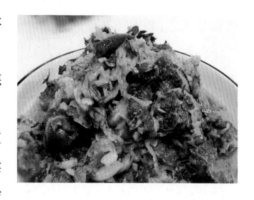

2.酸菜用清水泡一会儿,多洗两遍,攥净水分,装盘备用。

3.起油锅,入姜片、葱段、蒜瓣、八角,用小火慢慢煸出香味。

4.倒入鹅肉,中火煸炒至皮泛黄色,加生抽、料酒,小火继续翻炒一会儿;下酸菜,中火翻炒出水分,倒入适量开水没过食材,放入香叶、辣椒,烧开后倒入砂锅,中小火炖30分钟左右,加盐调味,撒上香菜碎即可。

六、脆皮鹅

用料:整鹅、八角、小茴香、陈皮、苹果、丁香、甘草、桂皮、花椒、生姜、冰糖、精盐、味精、白酒、胡椒粉、饴糖、黄酒、醋、地栗粉。

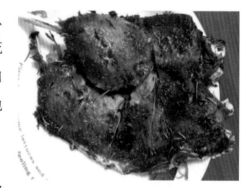

做法:

1.制坯。选用3~3.5千克的肥嫩仔鹅,宰杀、去毛、洗净,在右肋翅下切开6~8厘米长的口,取出内脏;用剪刀戳破眼球,排尽黑水;洗净腹腔,沥干,将鹅坯放入沸水中滚动几次至肉呈白色,除去血水,捞出,沥干。

2.制卤。八角、小茴香、陈皮、草果、丁香、甘草、桂皮、花椒各20克,生姜2片,用布袋包好放入铁锅,加清水8~10千克、冰糖200克、精盐250克、味精20克、白酒100克、胡椒粉适量,旺火煮沸1小时,即为卤汁。

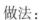
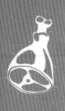

3.卤坯。取出香料袋,将鹅坯投入卤汁锅,上压重物;加盖,旺火卤至鹅坯五成熟;取出,沥干卤汁。

4.上色。饴糖、黄酒、醋、地栗粉适量调成糊状上色剂,用铁钩钩住鹅眼,吊在架上,将半糊状上色剂均匀抹在鹅坯上(不宜过厚,盖住毛孔、涂上颜色即可),放在通风处,经3~4小时皮干硬即可。如有的部位未变干硬,可在小火上烘干。

5.油酥。植物油1.5千克加热至六成热,将鹅坯腹向上置于油锅上的漏勺中,用汤勺盛油先浇淋腹腔内部(由肛门切口处灌入),反复多次,浇淋腹腔后浇外部,至全身呈金黄色,皮肤酥脆即成。浇油切忌反复集中在一个部位,油温不宜太高,以免烧焦鹅皮。

七、鹅肉干

用料:鹅肉、盐、生姜、白糖、八角、甘草、山奈、草果、桂皮、小茴香、味精、丁香、芝麻。

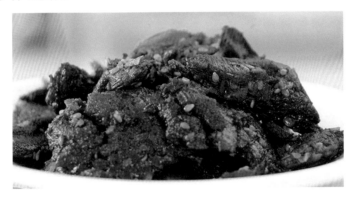

做法:

1.将鹅的胸、腿瘦肉(不含脂肪、筋膜和皮肤),用清水浸泡半小时,除去血水、污物,用清水漂洗。肉块在锅中煮沸10~15分钟,待不显红色时捞起。冷却后顺肉纹切成长4~5厘米、宽1厘米、厚0.5厘米的条。

2.将生姜、八角、甘草、山奈、草果、桂皮、小茴香、丁香放入锅中，煮2小时，捞出废渣，再加入食盐、白糖、味精和切好的鹅肉，旺火煮半小时，改用小火煨1小时，待汤汁快干时起锅，加入芝麻。卤汁浇过的肉条盛于筛中，送入60~80℃烤箱中，烤5~8小时，中途翻动2~3次。烤时不宜放置过厚，更不能层层堆放，以利于各部受热均匀。

3.成品冷却后用塑料袋密封包装，放在干燥、阴凉、通风的室内，可保存2~3个月。

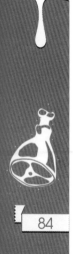

吃出营养 吃出健康——肉类的科学吃法

第三章 水产类

第一节 鱼

鱼肉属于瘦肉型,100 克鱼肉所含脂肪不足 2 克,而 100 克香肠含脂肪多于 10 克。鱼肉还是人体中蛋白质的重要来源。鱼肉容易被人体吸收,100 克鱼肉可保证人体每天所需蛋白质的一半。鱼肉还供给人体需要的维生素 A、D、E 等。鱼肉中还含有多种脂肪酸,这种物质能够防止血黏度增加,可有效防止心脏病的发生,并能强健大脑和神经组织以及眼睛的视网膜。对孕妇和婴儿来说,这些脂肪酸更是不可缺少。科学家的一项最新研究表明,脂肪酸还能起到治疗慢性炎症、糖尿病和某些恶性肿瘤的作用。

鱼肉还是高钠食品,有利于人体的矿物质保持平衡。鱼肉以天然的方式供给人体硒、碘、镁和氟。当人体内的镁不足时,就会感到抑郁。这时可以通过吃鱼肉弥补镁的不足,达到改善心情的目的。对学生来说,多吃鱼肉能促进大脑活动,知识学得快、记得牢。

鱼肉味道鲜美,不论是食肉还是做汤,都清鲜可口,引人食欲,是人们日常饮食中比较喜爱的食物。鱼肉种类繁多,大体上分为海水鱼和淡水鱼两大类。但不论是海水鱼还是淡水鱼,其所含的营养成分大致是相同的,所不同的只是各种营养成分的多少而已。鱼肉营养价值极高,经研究发现,儿童经常食用鱼类,生长发育会比较快,智力的发展也比较好,而且经常食用鱼类,人的身体比较健壮,寿命比较长,其奥妙在于鱼类的以下营养特点:

1.鱼肉含有叶酸、维生素 B_2、维生素 B_{12},有滋补健胃、利水消肿、通乳、清热解毒、止咳下气的功效,对各种水肿、浮肿、腹胀、少尿、黄疸、乳汁不通有效。

2.食用鱼肉对孕妇胎动不安、妊娠性水肿有很好的疗效。

3.鱼肉含有丰富的镁元素,对心血管系统有很好的保护作用,有利于预防高血压、心肌梗死等心血管疾病。

4.鱼肉中富含维生素 A、铁、钙、磷等,常吃鱼还有养肝补血、泽肤养发的功效。

5.鱼肉含有丰富的完全蛋白质,如黄鱼含 17.6%、带鱼含 18.1%、鲐鱼含 21.4%、鲢鱼含 18.6%、鲤鱼含 17.3%、鲫鱼含 13%。鱼肉所含的蛋白质都是完全蛋白质,而且蛋白质所含必需氨基酸的量和比值最适合人体需要,容易被人体消化吸收。

6.鱼肉的脂肪含量较低,且多为不饱和脂肪酸。鱼肉的脂肪含量比较低,大多数只有 1%~4%,如黄鱼含 0.8%、带鱼含 3.8%、鲐鱼含 4%、鲢鱼含 4.3%、鲤鱼含 5%、鲫鱼含 1.1%、鳙鱼(胖头鱼)含 0.9%、墨斗鱼含 0.7%。不饱和脂肪酸的碳链较长,具有降低胆固醇水平的作用。

7.鱼肉的无机盐、维生素含量较高。海水鱼和淡水鱼都含有丰富的磺,还含有磷、钙、铁等无机盐。鱼肉还含有大量的维生素 A、维生素 D、维生素 B_1、烟酸。这些都是人体需要的营养素。

另外,鱼肉的肌纤维比较短,蛋白质组织结构松散,水分含量比较多,因此肉质比较鲜嫩,和禽畜肉相比,吃起来更觉软嫩,也更容易消

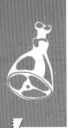

化吸收。所以,鱼类具有高蛋白,低脂肪,维生素、矿物质含量丰富,口味好,易于消化吸收的优点。

 挑选鉴别

　　鱼的新鲜度一般分为 3 级,即新鲜、次鲜和不新鲜。其主要鉴别方法如下:

　　看鱼眼。新鲜的鱼眼,眼球饱满、凸出,角膜透明,眼睛发黑、清亮。次鲜的鱼眼,眼球平坦或稍凹,角膜起皱,稍混浊,眼窝被血浸润。不新鲜的变质鱼,眼睛翻白、眼球凹陷、角膜混浊。

　　看鱼鳃。新鲜鱼的鳃颜色鲜红、清晰,黏液清洁透明,没有异味。次鲜的鱼,鳃颜色变成暗红或紫红色,黏液带有酸味。不新鲜的变质鱼,鳃的颜色灰白,黏液污秽。

　　看体表。新鲜的鱼,体表有光泽,有一层清洁透明的黏液,鳞片不易脱落。次鲜的鱼,体表光泽差,黏液污秽,鳞片脱落。

　　看鱼腹。新鲜的鱼,腹部完整坚实,不膨胀、不破裂。次鲜的鱼,腹部完整,胀气不明显。不新鲜的变质鱼,腹部膨胀。

　　按压鱼身。新鲜的鱼的肉身坚实而有弹性,压下后手指放松,凹陷的地方立即恢复原状,骨肉不分离。变质的鱼,按下后则出现一个小坑,不易恢复原状,骨肉分离。

　　闻气味。新鲜的鱼,只有海水鱼或淡水鱼的腥味,无其他异味;而变质的鱼,则有不好闻的异味,会发出酸臭、腐朽臭的气味。

一、清蒸带鱼

用料：带鱼、料酒、酱油、盐、味精、姜、蒜、葱、红辣椒、香菜。

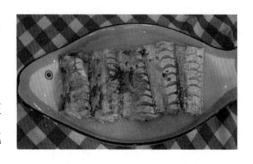

做法：

1.选新鲜带鱼，去其腮、内脏和腹中黑膜，冲洗一下；分割成均匀的几段。

2.放姜片、蒜片、葱丝，上面依次摆放腌好的鱼段，并把腌料汁倒入蒸盘；入锅隔水蒸制，开锅后8分钟关火，焖2分钟开锅。

3.起油锅，油热后，下入红辣椒丝、蒜片、姜丝，炒出香味；倒入蒸鱼盘中的汤汁烧开，撒上葱丝和香菜末，浇到蒸好的带鱼上。

小贴士：

蒸鱼时尽可能选择大盘，让鱼段平铺，这样熟得快。

二、茄汁带鱼

用料：带鱼、面粉、蒜片、姜片、料酒、盐、胡椒粉、番茄酱、白醋、糖、生抽。

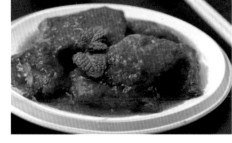

做法：

1.带鱼洗净切段，加姜片、料酒、盐、胡椒粉腌制20分钟，擦干表面水分，拍上面粉，入锅中

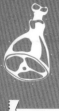

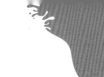

煎到两面金黄,盛出;

2.锅热油,爆香姜片、蒜片,下茄汁调料(番茄酱∶白醋∶糖∶生抽=3∶3∶2∶1),烧至浓稠,放入带鱼翻炒均匀。

三、炸带鱼

用料:带鱼、葱花、姜片、料酒、盐、蛋糊。

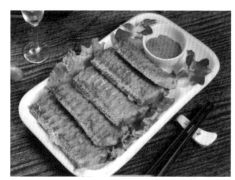

做法:

1.带鱼洗净,从带鱼腹部用剪刀剪开,去内脏、头、鳍,用清水冲洗干净,切成10厘米长的段,放在漏盆中控水10分钟左右,用盐、料酒、姜片腌制入味,拣去姜片,挂一层薄薄的蛋糊备用;

2.锅入油烧至180℃,下带鱼段炸10秒,捞出沥油,待油温再次升高,入带鱼段复炸1分钟,捞出沥油,装盘,点缀葱花即可。

四、红烧带鱼

用料:香菇、冬笋、猪肉、料酒、酱油、泡椒、葱、碎米芽菜、姜、蒜、盐、蚝油、鲍鱼汁、白糖、高汤、小炒鲜调味汁、白胡椒粉、味精、醪糟汁、青椒配红椒芝麻油。

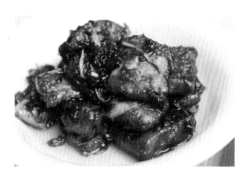

做法:

1.炒锅置旺火上,加色拉油1千克烧至七成热,放入带鱼,炸至色

泽金黄,捞出控油;香菇、冬笋各 20 克切丁,汆水;

2.锅内留底油,烧至五成热时,下入猪肉粒、盐 1 克,烹入料酒 5 克,炒至肉末酥香,放酱油 2 克炒至肉上色,投入泡椒、葱段、碎米芽菜 20 克、姜粒、蒜粒、香菇丁、冬笋丁炒出香味,加高汤(刚刚没过带鱼),放入带鱼烧沸,调入调料(盐 2 克,蚝油、鲍鱼汁、白糖各 5 克,小炒鲜调味汁 10 克,白胡椒粉 1 克,味精、醪糟汁各 3 克),改用中小火慢烧,待带鱼入味后改用大火收干汤汁,撒入青、红尖椒丁各 10 克炒匀,淋入芝麻油 3 克翻炒均匀起锅,将带鱼摆入盘内,剩余料汁浇在带鱼上即可。

五、红烧鱼

用料:鱼肉、葱、姜、蒜、醋、料酒、老抽、糖、盐、香菜。

做法:

1.将鱼去内脏、鱼鳃,剪掉鱼鳍、鱼尾,在鱼身两面各切一些斜刀口,然后用厨房纸尽量将鱼身上的水吸干;

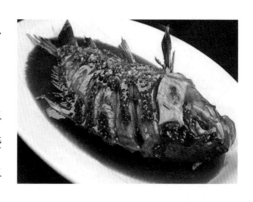

2.锅内放油约 50 克,待六成热时放入鱼,一面煎至金黄时翻面,待另一面也金黄时将鱼盛盘;

3.锅内留少许油,放入葱花、姜末、蒜末爆香,倒入 1/2 汤匙醋,1/2 汤匙料酒、2 汤匙老抽、1/4 汤匙糖、少许盐、一碗水;

4.待锅内水烧开时放入煎好的鱼,小火慢炖半小时,然后大火收汤装盘,撒上香菜。

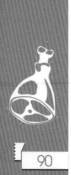

小贴士：

1.将鱼鳃、鱼鳍和鱼尾剪掉，可以去除鱼腥味。

2.在炖鱼之前将鱼煎一煎，炖之后鱼肉比较紧实。

六、剁椒鱼头

用料：胖头鱼头 1 个（1000 克）、湖南特制剁椒、盐 2 克、味精 3.5 克、糖 1 克、豆豉、料酒、蒜、色拉油 60 克、红油 10 克、姜 10 克，葱 8 克。

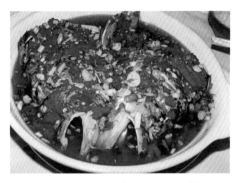

做法：

1.将鱼头洗净切成两半，泡红椒剁碎，葱切碎，姜块切末，蒜半个剁细末；然后将鱼头放在碗里，抹上油。

2.在鱼头上撒上剁椒、姜末、盐、豆豉、料酒；锅中加水烧沸后，将鱼头连碗一同放入锅中蒸熟（约需 10 分钟）。

3.将蒜蓉和葱碎铺在鱼头上，再蒸一分钟；从锅中取出碗后，再将炒锅置火上放油烧至十成热，铲起淋在鱼头上即成。

小贴士：

有时可直接使用从超市买回的剁椒制作，因成品剁椒中含有较多的盐分，在放盐时应考虑这一因素，以免盐放得太多。

七、香辣河鲫鱼

用料：河鲫鱼、香辣酱、料酒、胡椒粉、鲍鱼汁、糖、醋、味精、葱、姜、蒜。

做法：

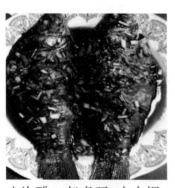

1.清理鱼:洗干净,沥干水分,在鱼身上划几道口子,这样更入味。

2.先用料酒、胡椒、鲍鱼汁腌制鱼;然后热油锅,放姜、蒜煸出香味后放鱼,煎至变色,捞起。

3.加入香辣酱煸炒;放水,下鱼、糖、少许醋一起煮开,小火煨一下。

4.最后放味精,大火收汁,撒上葱花即可。

八、番茄鱼

用料:黑鱼一条、大番茄两个、香菜少许、番茄酱小半瓶、姜、葱、料酒、白糖、盐、鸡精。

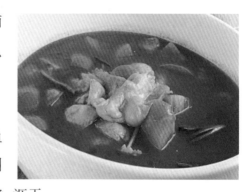

做法:

1.黑鱼去骨并片成鱼片;鱼片洗净,用料酒和一点点盐腌制备用;番茄去皮切成块;鱼骨洗净,沥干。

2.起油锅,放姜片爆香后,入鱼骨爆炒至完全变色,盛出备用;剩下的油爆炒番茄至出水。

3.加一大碗水,放入刚才爆炒过的鱼骨,加少许料酒、葱和白糖,大火煮开,转小火盖上盖子煮20分钟左右;开盖加小半瓶番茄酱,继续小火煮。

4.另取一个锅,放比平时烧菜稍多点的油,烧热,把鱼片煎至变白立刻关火。

5.煮番茄鱼骨这边也关火,加少许盐和鸡精调味,把鱼骨挑出扔

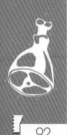

掉,番茄和汤装入盛器,把刚才煎熟的鱼片放入,撒上香菜即可。

九、白萝卜鱼头汤

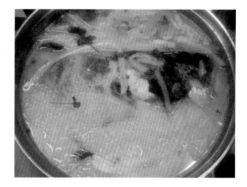

用料:大鱼头半只、白萝卜 1 个、绿豆粉丝 1 把、白胡椒粉、香菜、姜、盐、料酒。

做法:

1.选择大头鱼的鱼头(也就是鳙鱼头,个体比较大,一个鱼头有锅那么大),锅烧热了,放入食用油,等油烧热了,开大火,把鱼头放入锅里煎;把料酒倒在鱼头上,让腥气随着酒蒸发。

2.倒入姜片,然后倒入水(水量根据个人喜好决定),加入胡椒粉,加入切成条的白萝卜。

3.等水烧开了,5~6 分钟以后,再盖上锅盖,这样可以散发一些腥气;大概 20 分钟后,白萝卜变透明,倒入粉丝,煮 2 分钟关火。

4.再一次加入胡椒粉,然后加入盐,撒上香菜段即可。

小贴士:

1.白萝卜要切粗一些,不要太细,太细了煮熟后口感不好。

2.如果喜欢清汤,就要一直用小火煮,这样煮出来的汤是透明的;如果喜欢奶白色的汤就需要用中大火,这样才能把蛋白质煮出来。

3.对于胡椒粉,建议最好用木头的研磨棒磨,这样比较香。买的胡椒粉,有的掺入淀粉或者辣椒,不是很纯正,而且香气也挥发了。

4.大火煎鱼鱼皮受热后会迅速收缩,不会粘到锅上,但是煎一会儿就要换中火,否则会煎煳。

十、鲫鱼豆腐汤

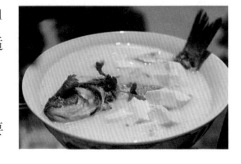

用料:鲫鱼、内酯豆腐(嫩豆腐)、料酒、盐、姜、葱。

做法:

1.鲫鱼去内脏、去鳞、去鳃,剪去鱼鳍和鱼尾,洗净,沥干;

2.锅里加水烧开,转中火,放入豆腐焯烫3分钟左右捞出切块;

3.炒锅烧温热放油,转小火,放入鲫鱼,微煎至两面金黄出锅;

4.锅里加水烧开,转小火,放入鲫鱼、姜、料酒,上盖煮20分钟左右,放入豆腐、盐继续煮10分钟左右,撒上香葱即可。

十一、奶白鲫鱼豆腐汤

用料:鲜活鲫鱼1只、豆腐1块、香菜1把、生姜1小块、盐适量、葵花籽油少许。

做法:

1.鱼一定是要鲜活的,而且要整鱼,清洗干净;

2.豆腐切小方块,生姜切片,香菜洗干净切碎;

3.热锅倒少许油,先下姜片,再下鱼稍煎;

4.加4碗清水,没过食材,大火烧开后立即改小火慢慢炖;

5.很快汤就变色,加豆腐块,继续炖;

6.大致30分钟后,鱼汤会变成浓浓的奶白色,加些盐和香菜,即可出锅上桌。

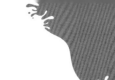

第二节　虾

虾营养丰富,虾仁中含有 20% 的蛋白质,是蛋白质含量很高的食品之一,是鱼、蛋、奶的几倍甚至十几倍。虾仁和鱼肉相比,所含的人体必需氨基酸缬氨酸并不高,却是营养均衡的蛋白质来源。另外,虾仁含有甘氨酸,这种氨基酸的含量越高,虾仁的甜味就越高。虾仁和鱼肉、禽肉相比,脂肪含量少,并且几乎不含作为能量来源的动物糖质。虾仁中的胆固醇含量较高,同时含有丰富的能降低人体血清胆固醇水平的牛磺酸。虾仁含有丰富的钾、碘、镁、磷等微量元素和维生素 A 等成分,且其肉质松软,易消化,对身体虚弱以及病后需要调养的人来说,是极好的食物。虾中含有丰富的镁,镁对心脏活动具有重要的调节作用,能很好地保护心血管系统,可以减少血液中胆固醇含量,防止动脉粥样硬化,同时还能扩张冠状动脉,有利于预防高血压及心肌梗死。虾的通乳作用较强,并且富含磷、钙,对小儿、孕妇尤有补益功效。虾体内很重要的一种物质就是虾青素,即表面红颜色的成分。虾青素是目前发现的最强的一种抗氧化剂,颜色越深说明虾青素含量越高,广泛应用在化妆品、食品添加剂,以及药品中。日本大阪大学的科学家发现,虾体内的虾青素有助于消除因时差反应而产生的"时差症"。

 食用禁忌

虾和南瓜同食会引起痢疾,可以用黑豆、甘草解毒。

虾和果汁同食会腹泻。

虾皮和黄豆同食会消化不良。

虾皮和红枣同食会中毒。

虾可以与燕麦、韭菜花、白菜（做熟的）、葱、香菜、豆苗、枸杞子、豆腐同食，不可以与西瓜、猪肉、南瓜、西红柿、猕猴桃、百合、菜花、浓茶共食，以免引起身体不适或中毒。

 挑选鉴别

1.识别野生海虾与养殖海虾：野生海虾和养殖海虾在同等大小、同样鲜度时，价格差异很大。一些不法商贩常以养殖海虾冒充野生海虾，其实这两者外观上有很大差别，仔细辨认就不会买错。养殖海虾的须子很长，而野生海虾须短；养殖海虾齿锐，质地较软，而野生海虾齿钝，质地坚硬。

2.如何挑选海虾：在挑选时首先应注意虾壳是否硬挺有光泽，虾头、壳身是否紧密附着虾体，坚硬结实，有无剥落。新鲜的虾无论从色泽上看，还是从气味上闻，都很正常。另外，还要注意虾体肉质的坚密及弹性程度。劣质虾的外壳无光泽，甲壳黑变较多，体色变红，甲壳与虾体分离；虾肉组织松软，有氨臭味；带头的虾，其胸部和腹部脱开，头部与甲壳变红、变黑。

3.养殖海虾的体色受养殖场底质影响，体表呈青黑色，色素斑点清晰明显。

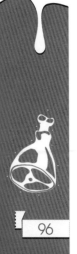

营养菜谱

一、油焖小龙虾

用料：小龙虾、面粉、大蒜、生姜、辣椒、花椒、香辣酱、料酒、盐、鸡精、白糖、生抽、葱、香菜。

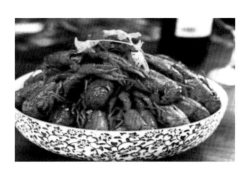

做法：

1.小龙虾大约 1000 克，一定要挑鲜活的，死的丢掉；往虾上倒上适量的面粉和一点点水，用锅铲反复搅动后冲洗干净。

2.用小刷子将小龙虾的腹部和背部挨个刷一遍，可以边冲边刷，用食指捏住头部，就不会被夹到手啦。

3.洗好的小龙虾再用剪刀将头部的沙腺部分剪掉，里面有脏东西，然后沿着头部壳往下，剪到尾部。

4.处理好的小龙虾再用清水冲洗一遍，过滤干水分后备用；将大蒜剥好，生姜洗净切片。

5.锅内加入足量的油，烧到八成热时倒入虾；不断翻动，让虾炸得均匀一些，虾要尽量滤干水分。

6.炸约 5 分钟至虾壳全红的时候，捞起虾滤干油分；另起一锅放适量油，烧至五成热，将生姜、大蒜、辣椒、花椒、香辣酱依次倒入；再将滤干油分的虾倒入翻炒，烹入适量料酒、盐、鸡精、白糖、生抽。

7.翻炒均匀后加入适量水，盖上锅盖焖约 20 分钟，至水分收干，充分入味；最后洒上一些葱段、香菜即可。

小贴士：

1.背部红亮干净，翻开腹部绒毛和爪上的毫毛，白净整齐的，就是干净新鲜的虾。

2.老龙虾或红得发黑或红中带铁青色。

3.青壮龙虾红得艳而不俗。

二、芦笋百合炒虾仁

用料：青虾仁 200 克，鲜芦笋300 克，鲜百合 1 个、胡萝卜少量，盐、黄酒、水淀粉适量。

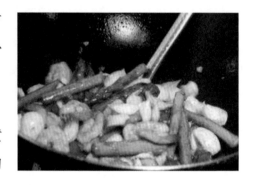

做法：

1.将虾仁洗净沥水加盐和黄酒腌 10 分钟，加水淀粉拌匀备用；

2.将芦笋洗净切断，胡萝卜切条，鲜百合洗净掰开备用；

3.将锅烧热倒油，放入芦笋和胡萝卜炒断生，倒入虾仁炒变色，再倒入百合炒 1~2 分钟，放盐调味即可。

三、宫保虾球

用料：虾仁、盐、味精、料酒、蛋清、淀粉、干红辣椒、糖、醋、酱油、葱、姜、蒜、红油。

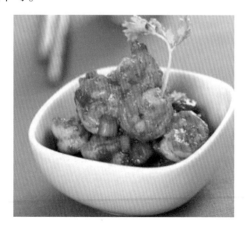

做法：

1.虾仁洗净，加盐、味精、料酒、蛋清、淀粉上浆；干红辣椒

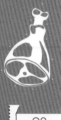

切段。

2.糖、醋、酱油、味精、料酒、水淀粉兑成味汁,锅烧热放油,油六成热放干辣椒,炒至棕红色,放入虾球炒散,至发白时加入葱段、姜片、蒜片炒出香味。

3.调入味汁,点几滴香醋,加红油翻炒出锅即可。

四、面包香酥虾

用料:虾 300 克,白胡椒粉、盐、花雕酒、淀粉、鸡蛋、面包糠适量。

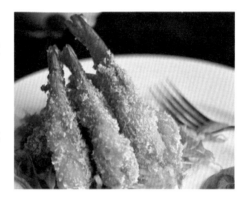

做法:

1.将虾去头、去皮,留尾及最后一节虾皮;将虾背剪开,挑出虾线;加入一勺花雕酒、少许盐、适量白胡椒粉,腌渍十分钟。

2.用牙签自虾的尾部插入,贯穿虾身;插好了,看虾的身子是不是笔直;依次全部插好后,虾身上要裹满淀粉,随后裹一遍蛋液,最后裹面包糠。

3.锅烧热,倒油,烧至五成热,将虾放入,炸至金黄色捞出,控干油,蘸酱即可食用。

小贴士:

1.虾挑去虾线,可以去除腥味。

2.虾保留最后一节虾壳和虾尾,更加美观。

3.牙签自尾部插入,预留一小块,方便吃之前拔出。

4.裹淀粉、蛋液、面包糠的顺序不要改变,这样裹起来的厚度高,吃起来酥脆。

5.面包糠如果没有,可以用干面包搓成屑或者是馒头屑代替。

五、盐水虾

用料:河虾 500 克,冰块一盒,葱三四根,姜 4 克,八角一个,桂皮一小块,香叶、蒸鱼豉油、香油、醋、辣椒油、盐适量,料酒大半勺,花椒 2 克。

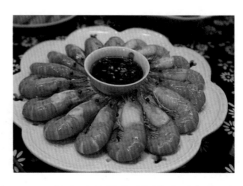

做法:

1.先处理虾线,用刀从背部划一刀,再用牙签将虾线挑出来,然后将虾清洗干净。

2.准备好用料:葱段打结,八角一个,香叶、花椒、桂皮适量;将准备好的用料放入一个装有水的锅内,再放入适量的盐和一汤勺料酒。

3.煮到盐融化时将汤舀出来一碗,稍微冷一下放入冰箱冷冻,这样做的原因是虾吃起来会更有味道。

4.大火烧开汤,放入虾,用筷子搅拌一下,水开后立马关火,将虾捞出。

5.将捞出来的虾放入事先舀出来的那碗冷冻的汤中,上面覆盖提前准备好的冰块(冰块冰的虾才会肉质紧实,有弹性,而且更嫩);继续将虾放入冰箱冷藏十分钟左右即可。

6.蘸料:少许姜末、蒸鱼豉油、香油、少许醋,还有适量辣椒油。

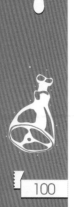

六、虾蓉蒸豆腐

用料:新鲜虾仁 12 只、嫩豆腐 1 盒、蒸鱼豉油 20 毫升、食用油 5 毫升、葱花适量。

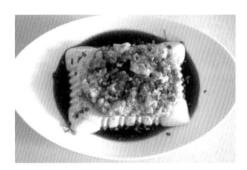

做法:

1.嫩豆腐一盒取出倒扣入盘,虾仁去掉虾线洗净沥干,将虾仁剁成虾蓉;

2.将虾蓉抹平在豆腐上,放入蒸锅大火蒸开,再用小火蒸 15 分钟以上;

3.蒸熟之后的虾仁就变成漂亮的红色了,但是豆腐会析出很多水分,倒掉水分,撒上葱花,倒上蒸鱼豉油;

4.在锅内烧热一勺油,泼在葱花上即可。

小贴士:

1.如果不喜欢原汁原味的虾仁,可以先将虾仁用盐和淀粉抓一下再蒸,这样既入味,虾肉也嫩。

2.豆腐可以提前切成片或者块再蒸,这样浇蒸鱼豉油的时候会更入味。

七、水晶虾饺皇

用料:澄粉 100 克,木薯粉 50 克,虾 350 克,五花肉 100 克,沸水 300 毫升,猪油、姜、葱、盐、料酒、胡椒粉、糖、芝麻油、生粉适量。

做法:

1.澄粉和木薯粉加入较大的碗中,和盐一起拌匀,加入沸水,边加边搅拌，至没有干粉的状态，盖起盖子焖 5 分钟。

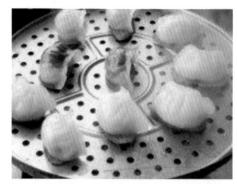

2.和成光滑的面团加入少许猪油，揉至光滑；鲜虾冲洗干净，剥壳去虾线，留些整只的，加盐、料酒和少许糖腌制 15 分钟。

3.将五花肉洗净，将虾仁用刀背剁成虾蓉，猪肉切成小丁，再剁成肉泥搅拌。

4.加入少许切成细末的葱、姜，调入少许胡椒粉、料酒、糖和盐拌匀。

5.取一小块面，搓成长条，切小段，擀成薄片，擀的时候加生粉，可预防粘案板；饺子皮放入馅料，捏成饺子状。

6.锅内加水烧开，放入包好的饺子，旺火蒸 5 分钟起锅即可，蒸熟的饺子，晶莹剔透、爽滑清香。

小贴士：

澄粉做的面皮没有韧性，初次包很容易破，想做好虾饺，重要的是，澄粉面团一定要烫熟烫透，面团一定要软和，这样操作起来比较方便。开始包的时候，馅料可以少放一点，这样可避免面皮破了影响美观。

八、清炒虾仁

用料：虾仁 350 克、油 1 大勺、盐 1 小勺、白酒 1 小勺、淀粉 2 小勺、黄瓜 30 克、胡萝卜 30 克、玉米粒 30 克。

做法：

1.准备所有用料，虾仁清洗干净，去掉虾线，加入 1 小勺盐、1 小勺

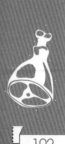

吃出营养 吃出健康——肉类的科学吃法

白酒拌匀,腌制 15 分钟,加入 2 小勺淀粉,搅拌均匀;

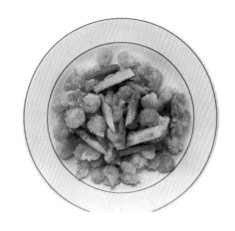

2.胡萝卜和黄瓜洗净切小丁,锅中加入 1 大勺油,油热后下锅滑炒虾仁,虾仁变色后即可捞出;

3.加入少许油,将胡萝卜和黄瓜丁下锅炒至断生,加入少许盐,加入玉米粒翻炒;

4.加入事先炒好的虾仁,翻炒均匀,即可关火。

小贴士:

1.虾仁要想入味,就要事先腌制。

2.加入淀粉给虾仁上浆,可以让虾仁口感更滑嫩。

3.炒虾仁的时候,时间不要太长,虾仁一变色就盛出,因为后面还要翻炒一次。

九、鲜虾粥

用料:大米 100 克,大明虾 100 克,香菜、葱、盐、姜、胡椒粉适量,料酒少量。

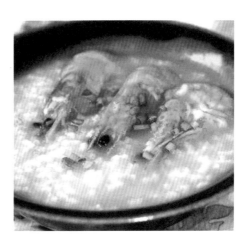

做法:

1.将大明虾取虾仁,加入少许盐,淋入适量料酒,撒少许胡椒粉,拌匀,腌制十分钟。

2.葱切碎,姜切丝,香菜切段。

3.锅中倒入半锅清水,大火烧开,倒入洗净的大米,转小火,煮二十分钟。

4.下入姜丝、虾仁,煮五分钟,接着放入两勺盐,撒少许胡椒粉,最后放入香菜、葱花,拌匀,即可出锅。

十、虾肉香菇如意卷

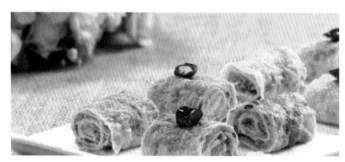

用料:虾仁300克,鸡蛋2个,葱、姜、料酒、水淀粉、生抽、盐、香菇适量。

做法:

1.将香菇去蒂,葱切葱花,姜切末,虾仁拍碎,剁成泥,将鸡蛋磕入碗中,淋入适量料酒、水淀粉,打散。

2.锅中倒入温水,放入香菇,烫两分钟,捞出,然后切成末;虾仁中加入少许盐,淋入适量料酒,顺着一个方向均匀搅拌。

3.加入香菇、姜末、葱花,拌匀,淋入适量生抽,搅拌均匀;锅中倒入油,烧热后,倒出来,再将鸡蛋液倒入锅中,煎至蛋液成型,盛出。

4.准备好鸡蛋皮,将虾肉馅铺满整个蛋皮,卷起来,装入盘中;锅中倒入清水,将摆好盘的蛋卷,盖上锅盖,隔水蒸八分钟,即可出锅;最后将蒸好的蛋卷切段,就可以享用了。

小贴士:

鸡蛋液中放水淀粉比直接放干淀粉效果要好,不会结成小颗粒。放水淀粉的目的是让鸡蛋皮更结实,不易破散。

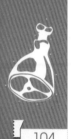

第三节 蟹

蟹是十足目短尾次目的甲壳动物,尤指短尾族的种类(真蟹),亦包括其他一些类型。其分布于所有海洋、河流及陆地。蟹的尾部与其他十足目(如虾、龙虾、鳌虾)不同,蜷曲于胸部下方,背甲通常宽阔,第一对胸足退化为鳌足,通常以步行或爬行的方式移动。普通滨蟹的横行步态为人们所熟悉,亦为多数蟹类的特征。梭子蟹科的种类及其他一些类型,用扁平桨状的附肢游泳,动作灵巧,大钳子很有力。我国蟹的资源十分丰富,以长江下游的太湖大闸蟹、高邮湖大闸蟹、阳澄湖大闸蟹为上品。

螃蟹种类可达 500 余种。中国人吃螃蟹有久远的历史,可以上溯到周天子时代。直到今天,金秋时节,持蟹斗酒,赏菊吟诗还是人们一大享受。可见,蟹是公认的食中珍味,有"一盘蟹,顶桌菜"的民谚。它不但味道奇美,而且营养丰富,是一种高蛋白的补品,对身体很有益处。螃蟹含有丰富的蛋白质、微量元素,有很好的滋补作用。研究发现,螃蟹还有抗结核作用,吃蟹对结核病人的康复大有益处。一般认为,药用以淡水蟹为好,海水蟹只可供食用。

吃螃蟹的三大好处:

1.抗感染,促进伤口愈合。螃蟹中含有大量的蛋白质并且以优质蛋白为主,这些优质蛋白质中还含有氨基酸,可增加淋巴细胞免疫力,有促进伤口愈合、抗感染的功效。手术后或受伤人群可以适量多吃螃蟹。

2.解毒。精氨酸能参与体内能量代谢和解毒,适量吃蟹可促进肌体能量平衡,对体内毒素起到很好的排泄作用。因此,便秘患者可以多吃些蟹肉。吃螃蟹千万不要过量,由于螃蟹属于寒性食物,过量食用会影响肠胃健康,诱发腹泻等症状。

3.预防肿瘤。蟹肉中含有大量的营养物质,其中维生素 A、维生素 E 含量最高。这两种维生素可以保护黏膜上皮组织,软化血管和抗衰老。螃蟹中还含有大量的硒,每 100 克的螃蟹中硒的含量高达 56.7 微克。吃含硒高的食物可以提高人体的免疫力,还能起到预防肿瘤、抗癌的功效。

 食用禁忌

1.不吃死蟹:死蟹体内的寄生细菌会繁殖并扩散到蟹肉中,使得蛋白质分解,产生组织胺。蟹死的时间越长,体内积累的组织胺越多,毒性越大。即使把死蟹煮熟煮透,毒素仍然不易被破坏,食用后会引起恶心呕吐、面颊潮红、心跳加速等。

2.不吃隔夜蟹:螃蟹为含组氨酸较多的食物,隔夜的剩蟹中组氨酸在某些维生素的作用下,会分解为组胺,回锅加热虽可杀灭病原微生物,但不能破坏毒素,从而导致组氨酸中毒。因此,蟹最好现蒸现吃,一般不要超过 4 小时。

3.不吃生蟹、醉蟹:螃蟹体内含有各种病原微生物,尤其是体内的肺吸虫幼虫卵感染度很高,抵抗力很强,单用黄酒、白酒浸泡并不能杀死。吃生蟹、醉蟹,极易诱发肺吸虫病,引起咳嗽咯血,如果病毒进入脑部,还会引起瘫痪。

4.不吃四"部件":螃蟹的体表、腮部和胃肠道,满是细菌、病毒等致病微生物。因此,吃时必须除尽蟹腮、蟹肠、蟹心(俗称六角板)、蟹胃(即三角形的骨质小包,内有泥沙)。

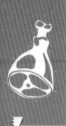

5.不过量食用:因螃蟹性寒,蟹黄中的胆固醇又很高,一般人每次吃螃蟹时,以 2 只为限,一周不可超过 3 次。

6.不与茶水、柿子、花生、冷饮等同食:原因是茶水会冲淡胃液,茶与柿子中的鞣酸较多,会使蟹肉中的蛋白质凝固,不利于消化。凝固的物质会长时间留在肠道内,发酵腐败后,可引起腹痛、呕吐、腹泻,但只要不多吃,对肠胃健康没什么影响。花生仁脂肪含量高达 40%,油腻之物与寒性的蟹同吃,容易导致腹泻。冷水、冰激凌等属寒凉之物,会使肠胃功能降低,与蟹同吃,极易导致腹泻。同样,西红柿也不可与螃蟹同吃,两者都属寒性食物,同吃容易导致腹泻。

 挑选鉴别

1.尽量挑母蟹。母蟹无论蟹黄还是蟹肉都比较多。此外,可看螃蟹腿的硬度。我们尽量摸一下螃蟹倒数第二条腿的根部(最后一节),用力掐一掐,比较硬的话,就可以确定螃蟹很新鲜,也比较肥。

2.看腿,要看腿部节疤处的颜色,如果节疤处颜色比较黄,说明螃蟹不错,大家可以放心购买。

3.看螃蟹肚子,就是发白的壳。一般比较好的螃蟹,我们可以透过壳看到里面的颜色,这样的螃蟹比较新鲜,比较肥。

4.掂一掂重量。如果螃蟹体积大,但是重量轻,就不要买了,这种螃蟹质量肯定不好。我们要选择体积小,重量比较大的螃蟹。

5.看螃蟹的厚度。拿起两只螃蟹,我们从尾部观察对比一下,比较厚的螃蟹比较好,蟹肉和蟹黄都会比较多;薄一些的螃蟹,一般比较瘦。尽量买活螃蟹,有人担心买到的螃蟹被注入水分,但是活的螃蟹不会有这种情况,可以放心购买。

一、水煮螃蟹

用料：螃蟹 300 克，酱油、姜、醋适量。

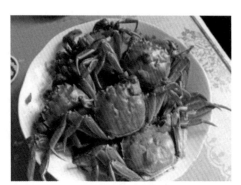

做法：

1.买来螃蟹后，一定要养在水中，让它充分爬行，充分吞吐，直至吐出肚子中的污物；

2.用刷子细细刷蟹的正面、背面，洗得干干净净后，放锅中煮；

3.待蟹壳变红，再煮十分钟左右即可，吃的时候，要蘸放有姜和米醋的酱油吃。

二、白菜煮螃蟹

用料：咸肉 70 克，螃蟹 360 克，圆白菜 225 克，油、盐、料酒、味精适量。

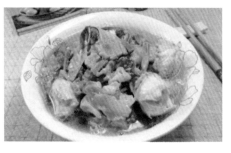

做法：

1.将已清洗好的螃蟹去蟹壳、蟹鳃，用剪刀剪开，待用；

2.烧锅倒油烧热，下入已切好的咸肉翻炒，接着加入已清洗好的圆白菜翻炒一下；

3.加入收拾好的螃蟹，加适量的清水和料酒，翻动一下，煮开

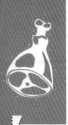

至熟;

4.加适量的盐和味精,调味翻匀,即成。

三、蛋黄焗螃蟹

用料:螃蟹 2 只、鸡蛋 3 枚、油 30 毫升、盐 4 克、青蒜 3 根、老姜 10 克、黄酒 30 毫升、糖 10 克。

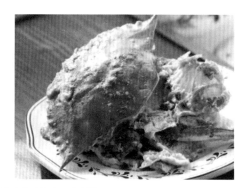

做法:

1.螃蟹 2 只,将其切成 4 块,老姜切丝,一起放入碗中,倒入黄酒、糖、盐调匀;青蒜切末,鸡蛋打入碗中,打散。

2.将青蒜末放入螃蟹里,蛋液倒入螃蟹中,用筷子将其拌匀,使螃蟹都沾上蛋液。

3.大火烧热炒锅中的油至七成热,倒入混合了蛋液的螃蟹;倒入锅内先不要动,蛋液慢慢定型后再轻轻翻动螃蟹。

4.锅中加入少许水,让螃蟹在锅里稍炖一会儿,至熟,加入的水还可以使鸡蛋吸收混合了螃蟹味的汤汁。

小贴士:

螃蟹下锅后要加少许水炖一会儿,让汁进到螃蟹里,这样肉质和味道会更好。

四、水瓜煮螃蟹

用料:螃蟹 800 克,水瓜 500 克,盐、姜适量。

做法:

1.将螃蟹洗净,去壳、去腮,斩为 4 件,水瓜去皮,切滚刀块;

2.起油锅,爆香姜片,下螃蟹稍炒,加适量的清水,烧开,水开后加入水瓜一起煮;

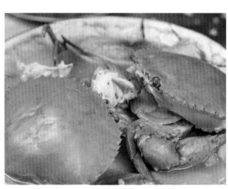

3.待水瓜煮软后,加适量的盐调味就可以了。

小贴士:

螃蟹打开壳后,要把里面的腮剪去洗净,因为里面会有脏东西。

五、螃蟹白菜粉丝煲

用料:螃蟹 200 克,粉丝 50 克,白菜 100 克,姜蓉、盐、五香粉、葱花适量。

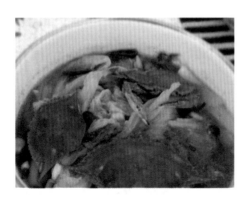

做法:

1.螃蟹去壳、去腮清洗干净,白菜洗净,掰成小块,葱切末;

2.白菜放锅中翻炒,加点姜蓉、五香粉,大火爆炒;

3.加清水,加入粉丝和螃蟹,加适量盐,出锅前撒葱花。

小贴士:

螃蟹已经很鲜了,不要额外加鸡精之类的调味品。

六、螃蟹粥

用料:螃蟹 2 只,粳米 50 克,糯米 50 克,小葱、盐、姜片、白胡椒粉、盐适量。

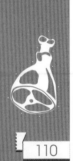

做法：

1.准备好原用料,将糯米和粳米混合,洗净,加入适量的水,开大火煮开;

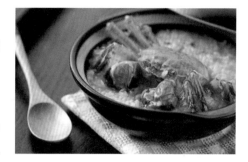

2.转为小火慢煮,中间用勺搅动几下,螃蟹用刷子在流水下清洗干净,揭开螃蟹后壳的盖;

3.把螃蟹从中间剁开,去除螃蟹上的杂质,将蟹黄取出来,当粥熬煮到八成熟时加入姜片;

4.倒入处理好的螃蟹,加盖小火慢煮五分钟,煮好后加入盐和胡椒粉调味;

5.倒入小葱末搅拌均匀即可。

小贴士：

1.熬粥的米,加入糯米,黏性更大一些,可以随喜好添加。

2.处理螃蟹,先清洗,再将螃蟹背面的壳剪掉,揭开螃蟹的盖,将它剁成两块,别除蟹鳃、蟹胃和蟹心等杂物,取出蟹黄(蟹黄可以做其他菜使用)。注意的是,不要被蟹钳夹住,处理螃蟹时要保持蟹盖的完整。

七、螃蟹萝卜汤

用料:螃蟹2只,青萝卜半根,盐、中筋面粉、花雕酒、白胡椒粉、姜、蒜适量。

做法：

1.青萝卜洗净,切细丝,螃蟹揭掉蟹脐,掰开蟹壳,一切两半,放入姜丝、盐、花雕酒腌渍十分钟。

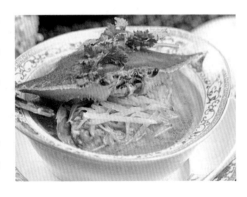

2.处理好的螃蟹放入面粉中裹粉,放入油锅中炸,捞出控干油;砂锅烧热,倒油,放入蒜、姜丝,煸炒。

3.放入萝卜丝,煸炒,添加足量的清水,放入螃蟹,煮十分钟左右,至汤浓。

4.关火,添加适量的盐,研磨放入适量的白胡椒粉。

小贴士:

1.冷冻螃蟹,最好是用保鲜袋包装,减少空气进入,要尽快食用,防止变质。

2.螃蟹事先腌渍,可以去腥,放入适量的姜丝,不仅可以去味,还能中和螃蟹的寒性。

3.螃蟹粘裹面粉,可以使滋味锁在肉内,味道更浓郁。汤熬煮十分钟,将螃蟹的鲜味熬出更好。

八、家常盐焗蟹

用料:螃蟹3只,盐2000克,姜4片,花雕酒100克。

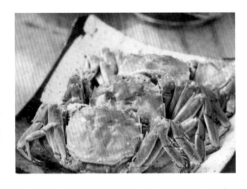

做法:

1.螃蟹清洗干净,加花雕酒、姜片腌10分钟,干锅把盐用大火炒热;

2.把蟹放上后,再用盐覆盖焖5分钟,再把蟹翻过来,覆盖上盐焖5钟;

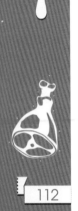

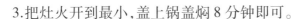

3.把灶火开到最小,盖上锅盖焖8分钟即可。

小贴士:

1.蟹最好在焖之前杀掉,或用酒醉晕,以免焖时掉脚。

2.焖的时间可依据螃蟹的大小来定。

九、酱炒小螃蟹

用料:小螃蟹1300克,油1大勺,甜面酱40克,青辣椒半只,葱、姜、蒜适量,白酒、盐、糖各1小勺。

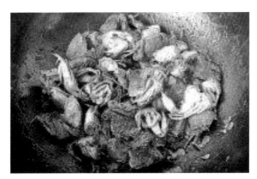

做法:

1.准备用料,小螃蟹可以用刷子刷干净,放入盆中,用清水洗净;

2.用刀将螃蟹一切两半,葱姜蒜切末,辣椒切碎备用,锅里放1大勺油,油热后,将辣椒和葱姜蒜放入锅中爆香;

3.倒入小螃蟹翻炒,加入一小勺白酒和盐不断翻炒;

4.等螃蟹颜色变红,加入甜面酱继续翻炒,直到小螃蟹完全熟透,加入1小勺糖翻炒均匀即可。

小贴士:

1.小螃蟹壳比较硬,要想入味,就要剁开。

2.加入甜面酱会让小螃蟹味道更好。

3.最后一勺糖起到提鲜的作用。

十、泰式咖喱蟹

用料：肉蟹 2 只，油咖喱 50 克，鸡蛋 1 只，洋葱 1 个，青椒 1 个，红尖椒 3 个，香葱 50 克，椰浆 125 克，牛奶 250 毫升，鱼露、姜、蒜、辣椒油、牛油、盐、淀粉适量。

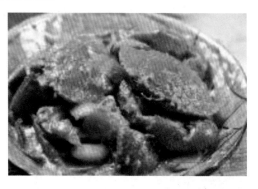

做法：

1.准备好各种用料，将辣椒、洋葱切片，葱切成段，螃蟹去壳，然后一分为四；

2.在螃蟹表面撒点盐，拌匀，然后洒上淀粉，锅里加油烧热，将螃蟹下锅炸 2 分钟；

3.炸好的螃蟹盛起备用，锅里留底油，将牛油下锅烧融，下姜、蒜、洋葱、葱段炒香；

4.加入油咖喱炒匀炒香，加入炸好的螃蟹一起煸炒，加入椰浆、牛奶、鱼露稍煮一会儿；

5.起锅前，加入青椒、红尖椒、辣椒油翻炒半分钟，再打一个鸡蛋下锅炒匀即可。

小贴士：

1.做泰式咖喱蟹，最好用油咖喱。

2.螃蟹要在蟹螯上拍几刀，让它开裂，才能入味。

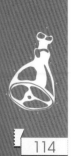

3.鱼露的味道有点特别,不喜欢的可以不用。

十一、椰汁咖喱蟹

用料:大闸蟹 3 只,红椒 1 个,椰汁 200 克,油、盐、酱油、姜、蒜、咖喱粉适量。

做法:

1.用刷子把蟹刷洗干净,把蟹剁开,锅里烧红加入适量的油,姜、蒜炒出香味;

2.倒入红椒,继续翻炒,加入适量的咖喱粉,炒出香味;

3.加入椰汁,煮开,把处理好的蟹倒入,大火煮开,盖上盖子,转中小火煮 15 分钟;

4.煮至汤汁偏干,加入适量的盐和酱油,搅拌均匀即可。

小贴士:

咖喱要炒过才香浓。

第四章　其他肉类

第一节　兔肉

兔全身是宝,但就目前而言,兔肉尚未被人们认识。民间有说法:"妇女食兔,生下孩子是豁嘴。"此类说法是毫无科学依据的。从医学观念讲,兔肉营养价值高、易消化,并有保健作用。兔肉与其他畜禽肉相比,营养价值与消化率均居于各种肉类之首,含有丰富的 B 族维生素复合物,以及铁、磷、钾、钠、钴、锌、铜等。现代科学研究证明,兔肉对老人、幼儿、孕妇、冠心病患者具有滋补作用。

兔肉包括家兔肉和野兔肉两种。家兔肉又称为菜兔肉。兔肉属于高蛋白质、低脂肪、少胆固醇的肉类,故对它有"荤中之素"的说法。每年深秋至冬末,兔肉味道更佳,是肥胖者和心血管病人的理想肉食,全国各地均有销售。《本草纲目》记载:兔肉性寒味甘,具有补中益气、止渴健脾、凉血解热、利大肠之效。古人认为:"兔肉处处有之,为食品之上味","飞禽莫如鸪,走兽莫如兔"。兔肉营养价值丰富,纤维细嫩,味道鲜美,符合现代生活对肉质的要求。

美国营养研究所所长柯甘、儿童行为研究所所长林梅兰和可尔曼博士等研究证明,兔肉中磷脂含量较高,它是大脑的重要组成部分,在人体内可以形成一种有助于记忆、信息传递的物质——乙酰胆碱。所

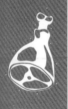

以,若能经常食用兔肉,可以提高儿童的智商。还因为兔肉中的卵磷脂有较强的乳化作用,老年人经常食用后,可抑制血浆胆固醇保持悬浮而不沉淀,可以防止和延缓动脉粥样化斑点和血栓的形成。正因为兔肉营养价值高,发达国家的居民对兔肉的消费量很大。如西欧和东欧国家当今的人年均兔肉消费水平在 2 千克左右,其中马耳他人均 9.5 千克、意大利 6.0 千克、西班牙 4.0 千克、法国 3.0 千克,而我国人均年消费水平不足 150 克(其中大部分为四川和沿海居民消费)。专家们预测,兔肉必将成为 21 世纪人们的重要食品来源之一。

 ## 营养价值及食疗价值

现代营养学家和医学家研究表明,兔肉营养丰富,肉质细嫩,味美香浓,久食不腻,具有高蛋白(含蛋白质 21% ~ 23%)、高赖氨酸(赖氨酸占蛋白质的 9.6%)、高消化率(达 85%)、高烟酸(高达 12.8 毫克/百克),低脂肪(仅为 4.9%)、低胆固醇(为 65 毫克/百克)、低热量等特点。

1.兔肉的蛋白质含量高于其他肉类。兔肉中含有人体不能合成的 8 种必需氨基酸,是完全蛋白质。同时,兔肉含有较高的植物性食物中缺乏的赖氨酸、色氨酸。长期食用兔肉,可增进健康,具有强身祛病的功效,是高血压、肝脏病、冠心病、糖尿病患者理想的肉食品。

2.兔肉肌肉纤维细嫩,容易消化。据测定,兔肉的消化率可达 85%以上,高于其他肉类,是慢性胃炎、胃及十二指肠溃疡、结肠炎患者及幼儿、老人、病人和身体虚弱者最为理想的滋补品。

3.兔肉中脂肪、胆固醇含量低于其他肉类,而磷脂含量高于其他肉类。经常食用低胆固醇的兔肉,人血液中胆固醇不会升高,从而避免了胆固醇在血管壁的沉积。所以,兔肉是高血压、肥胖症、动脉硬化、冠心病患者和老年人最为理想的肉食品。同时,兔肉磷脂含量高,尤其是卵磷脂含量高,易被消化吸收。卵磷脂是补充人大脑组织细胞的主要营养素,健脑益智,因此,专家认为兔肉是儿童、少年的益智食品,并能防止老年人患老年痴呆症。

4.兔肉含碳水化合物高于其他肉类,并含有多种维生素,尤其是烟酸含量高,是猪、牛、羊肉的 3～4 倍。烟酸又名抗癞皮病因子。若缺乏烟酸,会使皮肤粗糙,发生皮炎。因此,经常吃兔肉,能使人的皮肤细腻白嫩,保持容颜娇美。

5.兔肉中无机盐含量高。据测定,兔肉中的钙含量是猪、牛、羊肉的 2～3 倍,有利于儿童骨骼发育,因此,兔肉是儿童、孕妇、产妇、老年人及病人的天然补钙营养佳品。

6.兔肉除具有自身的风味外,与其他肉类相比,具有很好的兼容性。许多消费者认为:兔肉和其他什么肉一起烹调就是什么肉的味道,从不抢占其他肉的原味。同时,兔肉瘦肉含量高,与其他任何肉混合加工,可提高加工产品的瘦肉比例。加之兔肉本身含热量低,正好满足人们追求健康,对低热量食品的消费需求。

 饮食禁忌

1.兔肉与芥末相克:中医认为,芥末性温,能温中利窍,通肺豁痰,利膈开胃,含芥子油及芥子甙、芥子酶、芥子碱、芥子酸等。其味辛辣,能刺激皮肤、黏膜,扩张毛细血管,大量食用可使血容量和心率下降。兔肉酸冷性寒,与芥末性味相反,不宜同食。芥子粉碎后用作调味品,烹制兔肉时不可使用。

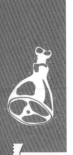

2.兔肉与鸡蛋相克:兔肉性味甘寒酸冷,鸡蛋甘平微寒。二者各有一些生物活性物质,若同炒共食,则易产生刺激肠胃道的物质而引起腹泻,所以不宜同食。

3.兔肉与橘子相克:同食易引起肠胃功能紊乱,导致腹泻。兔肉中富含蛋白质,一遇橘子的果酸,即会影响消化吸收。此外,兔肉性寒,食兔肉后,不宜马上大量食用橘子。橘子味甘酸性凉,多吃会引起脾胃虚寒,肠胃功能紊乱。两种性味寒凉的食物同食会使脾胃虚寒,尤其是素体阳虚的人,更易引起腹泻。

4.兔肉与小白菜相克:同食容易引起腹泻和呕吐。

 营养菜谱

一、红烧兔肉

用料:兔肉、葱、姜、花椒、蒜、料酒、糖、鸡精、酱油、油。

做法:

1.兔肉过水,洗净。

2.热锅放糖和油,炒糖色,放入兔肉翻炒均匀,起锅。

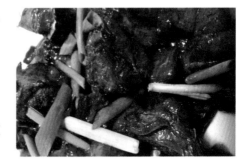

3.重起油锅,放入花椒、姜片、蒜头和葱白翻炒,再倒入兔肉翻炒均匀,倒入料酒和酱油,加水没过兔肉,大火烧开转中火,水快烧干时,加入鸡精,起锅,最后撒上葱花着色。

小贴士:

兔肉过水一定要洗净。

二、爆炒兔肉

用料：兔肉、青椒、红椒、干辣椒、花椒、葱、姜、蒜、生抽、老抽、料酒、盐、胡椒粉、白糖、香菜、橘子皮、油。

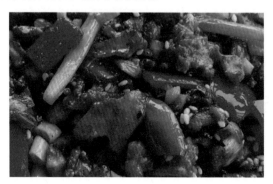

做法：

1.兔肉洗净，切成丁，用料酒、生抽、老抽、姜末抓匀，腌制半小时到一小时。料酒用量比平时炒猪肉时多一些。

2.腌制兔肉的时候，洗净青椒、红椒，去籽，切块备用。葱切段，姜、蒜切片，准备好干辣椒、花椒、橘子皮。

3.锅烧热，放油，下入兔肉丁，大火翻炒，炒至变色后盛出。

4.锅里留底油，爆葱段，大火爆几秒之后盛出，加入姜、蒜、干辣椒、花椒、橘子皮，转中火，加入青椒和红椒块翻炒，加入适量清水，炒至七八成熟后加入爆好的兔肉，再加入一大勺料酒、几滴老抽、少许生抽炒匀，再加点水，加入一小勺盐、一小勺胡椒粉、一小勺白砂糖，炒匀，撒上爆好的葱段和香菜，盛出。

小贴士：

这道菜没有放八角、桂皮等香料，吃起来味道很好，没有腥味。料酒可以多放点，去腥，如果不能吃辣，可以少放点干辣椒。

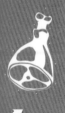

三、泡椒霸王兔

用料:兔肉、泡椒、泡姜、葱、姜、蒜、盐、鸡精、胡椒粉、料酒、淀粉、花椒、鸡蛋。

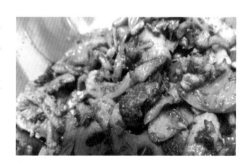

做法:

1.将兔肉斩成一厘米见方的小块,用清水反复洗净血水,捞出沥干,加盐、料酒、淀粉、蛋清抓匀上浆。

2.锅内倒油烧至八成热,下入兔肉块滑油,捞出沥油。

3.锅内留较多的底油,下入泡椒段、泡姜粒、青花椒大火炒制,再下入葱段和蒜末反复翻炒出味。

4.下入兔肉翻炒,再掺入鲜汤,调入盐、鸡精和胡椒粉,盖盖烧十分钟出锅。

四、干锅兔肉

用料:兔肉、葱、姜、蒜、洋葱、豇豆、土豆、藕、豆瓣酱、甜面酱、干辣椒、二荆条、大青椒、大红椒、盐、花椒、老抽、白糖、醋、料酒、白酒、植物油。

做法:

1.将兔肉切块汆水至兔肉变色,再用冷水洗去血水,放入容器备用。将姜、蒜切成片状,葱切成段,准备好料酒、白酒、香醋。

2.将葱、姜、蒜放入容器,倒入适量白酒、料酒、香醋搅拌均匀腌制兔肉,并蒙上保鲜膜,放入冰箱冷藏八个小时。

3.将土豆和豇豆切成条状,藕切成片状,放入油锅炸一下,捞出备用。

4.将青红椒切成块,二荆条切成筒状。

5.将洋葱切片,嫩姜切丝,蒜切片。

6.将冷藏八小时的兔肉拿出来,放在七成热的油锅里翻炒至兔肉散发出葱、姜、蒜的香气后,转小火。

7.依次加入花椒、豆瓣酱、甜面酱、老抽,翻炒出香味,再加入洋葱、蒜继续翻炒。越到后面就会越粘锅,这时可适当加入少许水。

8.加入各种辣椒以及小葱,转大火炒。

9.加入已炸过的蔬菜继续翻炒,酌情加盐(或者生抽也可),即可出锅。

小贴士:

本菜过辣,肠胃不好者少吃。

五、水煮兔肉

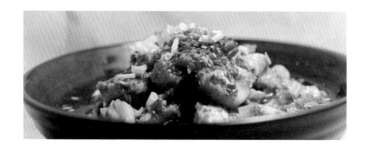

用料:兔肉、豆瓣酱、蚝油、盐、生抽、糖、辣椒粉、花椒油、葱、姜、蒜。

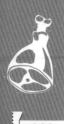

做法：

1.兔肉切块，洗净，备用。

2.姜切片，蒜拍碎，葱切段，备用。

3.炒锅坐火，放油，放葱、姜、蒜，炒出香味，然后放豆瓣酱，小火炒香，加一碗半水，放蚝油、盐、生抽、糖。

4.烧开后直接放入兔肉，大火煮三分钟。

5.盛出，在兔肉上放花椒油、辣椒粉、小葱。

6.烧一勺热油，浇在辣椒粉上。

第二节　驴肉

　　驴肉的营养价值极高,含钙、钾、钠、磷、镁、铁、硒等,还含有碳水化合物及人体所需的多种氨基酸。驴肉蛋白质含量比牛肉、猪肉高,而脂肪含量比牛肉、猪肉低,是典型的高蛋白质低脂肪食物,另外它含有动物胶、骨胶原和钙、硫等成分,能为体弱、病后调养的人提供良好的营养补充。

　　驴肉性味甘凉,有补气养血、滋阴壮阳、安神去烦等功效,对体弱劳损、气血不足和心烦,有较好的疗效。驴皮是熬制驴皮胶的原料,成品称阿胶。阿胶味甘性平,有补血、滋阴、养肝、益气、止血、清肺、调经、润燥、定喘等功效,适用于治疗虚弱贫血、产后血亏、面色萎黄、咽干、津少、便秘及一切出血症状。中医认为,阿胶是血肉有情之物,为滋补强壮剂。平素体质虚弱、畏寒、易感冒的人,服阿胶可改善体质,增强抵抗力。驴肾,味甘性温,有益肾壮阳、强筋健骨的效用,可治疗阳痿不举、腰膝酸软等症。

　　用驴肉治疗疾病的方剂有:将驴肉 250 克洗净,切小块水煮,加豆豉、五香粉、盐调味,肉烂后食用,对气血不足患者,有补益气血及安神功效;将驴肉 250 克洗净,切块水煮,加大枣 10 枚、淮山药 50 克,熟后食用,对身倦乏力、心悸心烦者,可起到调养作用。

 食用宜忌

宜

1.驴肉肉质鲜嫩可口,易于消化,是老年人的滋补佳品。驴肉具

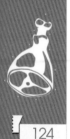

吃出营养吃出健康——肉类的科学吃法

有补气血、益脏腑等功效,是久病初愈、气血亏虚者的食疗佳品。

2.枸杞与驴肉一起煲汤服食,可疏肝理气、养心安神,适用于忧郁及更年期综合征等症状。

3.粳米与驴肉同食,可补虚养身、补血益气。

4.大枣与驴肉都有很好的补益作用,同食适合气血不足、食少乏力、体瘦者。

忌

1.驴肉不能和金针菇一起吃

中医认为,驴肉味甘,性凉,含有动物胶等营养成分,金针菇富含赖氨酸和锌,还含有多种生物活性物质,两者同食可能引发绞痛。同理,平菇、草菇等菌类最好也不要和驴肉一起食用。

2.驴肉不能和猪肉一起吃

驴肉和猪肉同食,很容易导致腹泻。

3.驴肉不能和章鱼一起吃

驴肉和章鱼同食是很容易引发心脑血管疾病的,应忌。

4.驴肉不能和黄花菜一起吃

驴肉和黄花菜一起吃也是很容易导致心绞痛的。

5.狗肉、栗子、槐花等食物与驴肉一起吃,很容易因和驴肉产生不同的化学反应而生成毒素。

6.平素脾胃虚寒,有慢性肠炎、腹泻者忌食驴肉。

7.孕妇,脾胃虚寒、慢性肠炎、腹泻者最好不要食用。

 挑选鉴别

第一步:通过气味辨别是否新鲜,新鲜驴肉的肌肉脂肪滋味是浓香的,而不新鲜的驴肉无滋味,并且会散发奇怪的味道。

第二步:通过色泽辨别,新鲜的驴肉颜色是红褐色,脂肪颜色淡黄有光泽,不新鲜的驴肉会有轻微恶臭味道,建议不要食用。

第三步:用卫生纸鉴别,用干净的卫生纸擦拭驴肉,如果水很多,就证明驴肉被注水了,或者在驴活的时候被强行打水了,这样的驴肉虽然是真的,但是味道、品质差得多。

第四步:俗话说一分钱一分货,不要贪图便宜,买劣质肉。

第五步:这也是最关键的一步,要去正规店铺购买,选购大品牌的商品,质量会有保障。

 营养菜谱

一、五香酱驴肉

用料:新鲜驴肉 1 千克、花椒 20粒、大料 5 个、葱一根、姜 5 片、蒜 5 瓣、干辣椒 5 个、料酒 1 汤匙、红烧酱油 4汤匙、黄豆酱 4 汤匙、白糖 5 克、盐酌量。

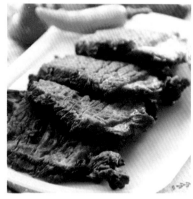

做法:

1.将驴肉斩成大块后放入锅中,注入没过肉的清水,大火煮沸后撇去浮沫。

2.将全部调料放入后搅拌均匀,大火再次煮沸后转中小火加盖焖煮约 2 小时即可。

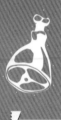

二、驴肉火烧

用料：熟驴肉 300 克、面粉 300 克、黄瓜半根、葱 1 棵、发酵粉 3 克、蒜香烤肉酱 1 勺、豆瓣酱 2 勺、花生油半勺。

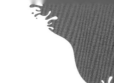

做法：

1.面粉加发酵粉和清水用面包机发好，排气揉好。

2.将发好的面团分成大小一致的剂子，按成饼状。

3.将饼放蒸锅内蒸熟，约大火 10 分钟。

4.蒸饼的时间，将葱切碎。

5.锅内放花生油烧热，倒入葱花翻炒。

6.倒入豆瓣酱翻炒几下出香味出锅。

7.蒸好的饼稍凉后刷一层蒜香烤肉酱，也可以只刷一层油，入烤箱，上下火 160℃烤 15 分钟。

8.将熟驴肉切薄片，黄瓜切片。

9.将烤好的饼横切开，放一层炒好的葱花，放驴肉片和黄瓜片，夹好。

三、驴肉水饺

用料：驴肉、洋葱、胡萝卜、外购饺子皮、植物油、料酒、盐、胡椒粉、姜、香油或麻酱、生抽、高汤或水。

做法：

1.驴肉水浸泡后剁成肉馅。

2.洋葱、胡萝卜、姜切碎。

3.所有材料入盆加调料拌匀即可。

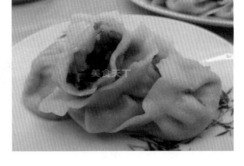

4.饺子皮包入馅料。

5.饺子全部包好后开始煮饺子。锅加水,加入少许盐水,水开后下饺子。边下边用漏勺转动,防止饺子粘锅底。

6.烧沸后淋入适量冷水,如此反复3次将饺子煮熟,捞出装盘。

小窍门:"天上龙肉,地下驴肉。"驴肉以鲜嫩、味美而博得人们的喜欢。驴肉中有丰富的蛋白质等营养物质,制成饺子食用,有补气血、益脏腑的功效,对气血亏虚、食欲不振有一定的食疗作用。但新鲜的驴肉有种特殊的腥味,在烹调前需用水浸泡并汆水,再用冷水过凉洗净去除。

四、驴肉丸子萝卜汤

用料:驴肉500克、萝卜1个、葱适量、姜适量、盐适量、香菜适量。

做法:

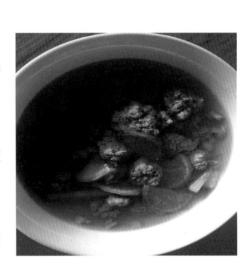

1.驴肉切丁,葱、姜切碎,放到一起,加入2勺盐剁成馅儿。

2.萝卜切薄片,香菜切碎。

3.水开后用勺子将驴肉一勺一勺地放到开水里。

4.再次开锅后加入萝卜片继续煮。

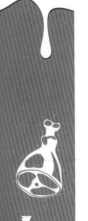

吃出营养 吃出健康——肉类的科学吃法

5.煮 15 分钟左右后,如果萝卜熟了,就可以吃了。

六、白菜粉丝炖驴肉

用料:白菜 350 克,粉丝 300 克,熟驴肉 500 克,鸡汤、精盐、绍酒、味精适量。

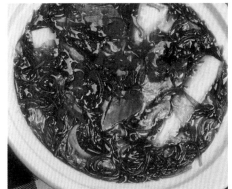

做法:

1.白菜、粉丝汆水后垫在砂锅底下;

2.驴肉切成片摆在白菜、粉丝上,再加入鸡汤、绍酒炖至驴肉酥烂,用精盐、味精调味即成。

小窍门:

1.白菜不宜过烂。

2.最好能用原汁驴肉汤。

第三节　鹿肉

鹿肉是高级野味,肉质细嫩、味道美、瘦肉多、结缔组织少,可烹制多种菜肴。鹿肉含有较丰富的蛋白质、脂肪、无机盐、糖和一定量的维生素,且易于被人体消化吸收。

 营养价值

鹿肉性温和,有补脾益气、温肾壮阳、强五脏的功效,还有补脾和胃、养肝补血、养血益气、壮阳益精之效,可用于治疗虚劳羸瘦、产后无乳。中国传统医学认为,鹿肉属于纯阳之物,补益肾气之功居所有肉类之首,故对新婚夫妇和肾气日衰的老人来说,鹿肉是很好的补益食品,对那些经常手脚冰凉的人来说,也有很好的疗效。鹿肉具有高蛋白、低脂肪、低胆固醇等特点,含有多种活性物质,对人体的血液循环系统、神经系统有良好的调节作用。

 食用禁忌

1.有外伤或有感染发热以及阳盛上火之人不宜食用。

2.鹿肉同牛羊肉一样属于红肉之列,多食、久食对预防胃肠疾病不利。

3.鹿肉不宜与雉鸡、鱼、虾等同食。

4.鹿肉与鲇鱼不宜同食。陶弘景曰:"鲇鱼不可合鹿肉食,令人筋

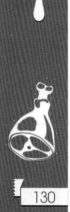

甲缩。"鲇鱼含有丰富的酶类和其他生物活性物质,而鹿肉中的某些酶类和激素,易与之发生不良的生化反应,不利于身体健康,甚至会影响周围神经系统,以致筋甲缩。

5.鹿肉与鲍鱼不宜同食。《饮膳正要》记载:"鹿肉不可与鲍鱼同食。"鲍鱼性味甘平,无毒,具有开胃、下膀胱水之功效。从食物药性来看,鲍鱼与鹿肉并不相悖。但从食品生化角度考虑,鹿肉不宜与鲍鱼同食。

6.鹿肉与野鸡不宜同食。苏颂说:"能动痼疾,不可合野鸡、野猪肉食,令人生癞。"野鸡肉酸而微寒。《日用本草》记载:"雉性平,微毒,秋冬益,春夏毒,有痢人不可食。"李时珍曰:"春夏不可食者,为其食虫蚁,有毒也。"鹿肉甘温补阳,与野鸡的食物药性相克。另外,二者同食后会产生某些生化反应,对健康不利。

 挑选鉴别

挑选鹿肉时要选择表皮光滑,色泽光亮,无任何霉斑或者异味的。

 营养菜谱

一、红烧鹿肉片

用料:鲜鹿肉 300 克,香菜、花椒、葱、生姜适量,生抽 2 大匙,老抽 1 大匙,料酒 3 大匙,盐 1/4 小匙,白糖 1/2 大匙,鸡精 1 小匙,清汤 1 碗,淀粉 2 大匙。

做法：

1.将鹿肉洗净,泡30分钟后取出切大片,用1大匙料酒腌制20分钟。

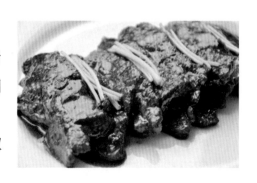

2.花椒用1/3碗水泡成花椒水,香菜切段,葱、生姜切大片。

3.锅内倒清水,放1大匙料酒。

4.把切好的鹿肉用淀粉抓一下,滑入锅内。

5.鹿肉变色后,待血水浮在表面,水烧开后捞出。

6.锅内倒油,下葱、姜煸香;加老抽、生抽、料酒,加入泡好的花椒水,清汤。

7.汤烧开后,下鹿肉。

8.加少许盐、糖调味;盖上锅盖,文火煨炖15分钟左右。

9.烧制到少许汤汁,放鸡精,撒上香菜段,即可出锅。

饮食禁忌：

有外伤或有感染发热以及阳盛上火之人不宜食用。

小贴士：

1.鹿肉本身较腥,所以一定要做好去腥的工作,料酒不能少。

2.用淀粉抓一下,是为了锁住肉鲜,让肉质滑嫩可口。

二、五彩鹿肉丝

用料:鹿肉200克,青椒丝、冬笋丝、香菇丝、火腿丝、蛋皮丝各25克,鸡蛋清10克,淀粉10克,绍酒10克,味精5克,鸡油5克,小苏打适量,精盐适量,花生油500克,蚝油50克。

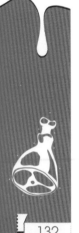

做法：

1.将鹿肉顺横纹切成均匀的细丝,放入鸡蛋清、小苏打、淀粉浆好,炒锅烧热,放油烧温,放入鹿肉丝过油捞出。

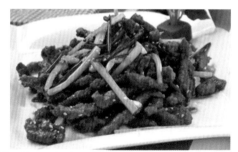

2.炒锅放油,油热后爆香葱、姜,放入鹿肉丝,加入切好的青椒丝、冬笋丝、香菇丝、火腿丝、蛋皮丝,调入味精、绍酒、精盐等一起翻炒,待熟后淋上鸡油盛盘即可。

小贴士：

本菜特点:五彩缤纷,交相映衬,红、黄、绿、白、褐,鲜艳夺目。食时甘、香、脆、嫩、滑兼而有之,味道鲜醇,其肉鲜嫩,具有低脂肪高蛋白的营养特点。

三、红枣炖鹿肉

用料:鹿肉 1000 克,红枣 12 枚,酱油、料酒、姜片、花椒、精盐适量。

做法：

1.鹿肉用清水洗净,放沸水锅汆去血水,捞出洗净,切约 50 克重的块,红枣洗净去核。

2.将鹿肉下锅后,注入适量清水、料酒、红枣、花椒、盐、姜片,炖到鹿肉八成熟,加酱油上色,再炖到熟烂即成。

四、三蔬熘鹿鲜

用料:鲜鹿肉 200 克、胡萝卜半根、西芹一根、尖辣椒一根、葱段、蒜片、姜片、姜粉、胡椒粉、盐、酱油、鸡精、水淀粉、糖、料酒、香油。

做法：

1.鹿肉切片后用料酒一大匙、姜粉、胡椒粉、少许糖腌制20分钟；

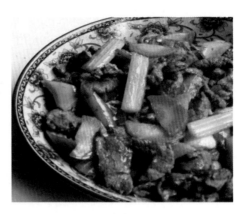

2.锅内倒水烧开，加入少许盐，腌好的鹿肉再加入少许淀粉拌匀；

3.倒入腌制好的鹿肉片后快速划散，待肉变色后捞出；

4.另起锅，倒少许油，把汆过的鹿肉倒入锅内煸炒，肉成浅黄色盛出即可；

5.洗净的胡萝卜、西芹、尖辣椒分别切片待用；

6.锅内倒油，葱段、姜、蒜片煸炒出味后，放胡萝卜、尖辣椒和西芹；

7.加汆过水、煸炒一次的鹿肉片，依次加入料酒、酱油、盐、糖、少许胡椒粉调味；

8.淋少许香油，即可出锅。

饮食禁忌：

对胃肠不好的人来说，不宜食用或少量食用。

小贴士：

1.加入少许盐是为了去掉肉片上的杂质和血渍。

2.捞肉片的时候，尽量把水分控干再放入盘内。

3.煸炒盛出时也尽量把炒出的血水控干净。

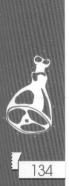

五、烤鹿肉

用料：鹿肉 1500 克，洋葱、胡萝卜、芹菜少许，精盐、味精、白兰地酒、胡椒粉、橄榄油适量。

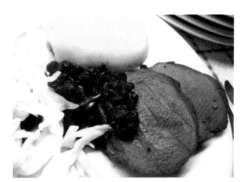

做法：

1.在烹饪前，将鹿肉提前 24 小时放置在冰箱冷藏区，自然解冻（不要使用微波炉等快速解冻功能，否则会破坏鹿肉的鲜味）。

2.将鹿肉剔除杂质，洗净后切大块，放盆内；将洋葱、胡萝卜分别洗净切片，芹菜洗净切段，都放入鹿肉盆内；加入精盐、两大勺橄榄油、味精、白兰地酒、胡椒粉（现磨的混合黑胡椒颗粒），腌渍 4 小时。

3.将鹿肉放入大铁锅，并盖好锅盖。

4.烤箱预热达到 175 摄氏度后放入铁锅，烤 40~45 分钟后取出。

5.将鹿肉静置 10 分钟（芬兰人认为这样做会让鹿肉有一个"休息"的过程，肉质会更滑嫩）。

6.切割为适合的大小装盘（请注意，西餐主菜盘在盛放食物之前必须是温热的，这样才能保证烹饪得恰到好处的食物不会因为突然受凉而改变味道）。

小贴士：

最佳的烤鹿肉火候掌握尺度为：

1.外表呈红棕色（不能太黑，不然就焦了）；

2.内部呈嫩红色（不能太嫩，不能有血）。

六、鹿肉饺子

用料:鹿肉糜 2000 克、洋葱 1000 克、黑胡椒 5 克、海盐 20 克、砂糖 3 克、橄榄油 15 克。

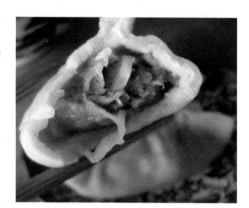

做法:

1.将洋葱切为碎末,加入 15 克海盐,腌 10 分钟;

2.将黑胡椒、糖加入鹿肉糜中,按同一个方向搅拌均匀;

3.用手将洋葱碎的汁水分多次挤到鹿肉糜中,每次都按照相同方向搅拌;

4.待洋葱汁很好地被鹿肉糜吸收后,继续搅拌,直到肉馅起劲;

5.将橄榄油加入洋葱碎中(因为鹿肉太瘦,必须加一点油,请注意,要先把油加到蔬菜碎中,可以防止蔬菜继续出水);

6.将剩下的 5 克盐加入鹿肉糜中,然后加入洋葱碎搅拌均匀即可;

7.包饺子;

8.烧开水,下入饺子,待饺子开锅后,加三次凉水,最后一次再煮开就可以装盘啦。

饮食禁忌:

1.洋葱一次不宜食用过多,否则容易引起发热,凡有皮肤瘙痒性疾病、患有眼疾以及胃病、肺胃发炎者应少吃。同时,洋葱性温,热病患者应慎食。

2.洋葱所含辛辣味对眼睛有刺激作用,患有眼疾、眼部充血时,不宜切洋葱。

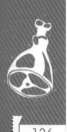

吃出营养 吃出健康——肉类的科学吃法

七、龙眼珊瑚鹿肉

用料:鹿肉 250 克、鹌鹑蛋 200 克、胡萝卜 250 克、猪肉(肥瘦)500克、鸡腿 500 克、干辣椒 20 克、酱油 8 克、盐 8 克、料酒 200 克、白酒 10克、味精 10 克、胡椒粉 10 克、花椒 15 克、葱 10 克、姜 10 克、玉米淀粉4 克、香油 10 克、猪油(炼制)40 克。

做法:

1.将鹿肉切成 4 厘米见方的块,用水泡洗两次;

2.将猪肉切块,和鸡腿一起用开水汆一下,泡出血水;

3.将鹌鹑蛋煮熟去壳;

4.将胡萝卜洗净,去皮切段,再削成扁球状,用开水焯熟,清水泡凉;

5.将锅内油烧至六成热,放入鹿肉稍炸捞出;

6.在铝锅底放鸡腿,用纱布将鹿肉包成两包,放在鸡腿上,然后放猪肉,加水、酱油、料酒、胡椒粉,烧开,撇去浮沫,放干辣椒、姜、葱,用小火烧至鹿肉熟为止;

7.将锅内的干辣椒、姜、葱拣出来,将鹿肉包解开,放在碟中间;

8.将鹌鹑蛋、胡萝卜球烧入味,摆在鹿肉周围,在鹿肉原汤内下味精、水淀粉,收浓后,加香油,浇在鹿肉上即成(不要浇到鹌鹑蛋、胡萝卜上)。

八、红酒炖鹿肉

用料:鹿肉 1 千克、红酒 750 毫升、新鲜百里香 1 把、新鲜月桂叶 5片、丁香 4 粒、番茄膏 3 汤勺、洋葱 1 只、大蒜 2 枚、孜然粒 1 茶勺、橄榄油 3 汤勺。

做法：

1.把鹿肉切粗块,放入一个大碗,加入丁香、月桂叶、切碎的百里香、一枚大蒜、适量的现磨黑胡椒和盐。

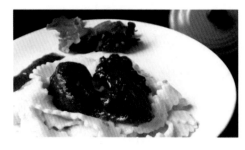

2.倒入红酒,盖上保鲜膜,放入冰箱腌一个晚上。

3.第二天要煮之前取出腌好的鹿肉,捞出后用厨房料理纸将其擦干,保留腌料。

4.取一炒锅烧热,放入 2 汤勺橄榄油,把鹿肉块放入两面煎黄,取出备用。同一锅倒入剩下的 1 汤勺橄榄油,烧热后加入洋葱与蒜一起翻炒,至洋葱变软后,重新倒入鹿肉块,撒入孜然粒翻炒两分钟,加入番茄膏和红酒腌料,盖上锅盖大火将所有材料烧开后,转小火炖 1.5～2 小时。鹿肉炖嫩以后,开大火收汁,令汁料达到喜欢的浓稠度即可,然后根据个人口味放入盐与胡椒调味。

小贴士：

鹿肉营养价值很高,和红酒一起炖,香味无穷,一点腥味都没有,炖时可适当放点陈皮,更容易熟烂。

九、三珍汤

用料:海参 100 克、鹿肉 100 克、猴头菇 75 克、料酒 10 克、盐 3 克、味精 2 克、鸡精 3 克、姜汁 10 克、葱汁 10 克。

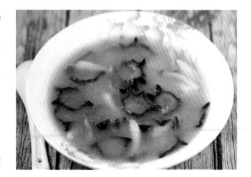

做法：

1.猴头菇洗净泡透,切抹

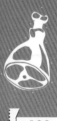

刀片；

2.鹿肉切片；

3.海参切象眼片；

4.海参入沸水锅中氽透捞出；

5.锅内加入高汤,下入猴头菇、鹿肉片烧开,撇去浮沫；

6.加入海参及料酒、精盐、鸡精、葱姜汁烧开,用小火熬至软烂；

7.撇净浮沫,加味精装入汤碗即成。

饮食禁忌：

海参不宜与甘草、醋同食。

小贴士：

海参有补肾益精、养血润燥等功效,三者合一便是一款难得的营养滋补汤菜。

十、人参鹿肉汤

用料：鹿肉 250 克,人参 5 克,黄芪 5 克,白术 3 克,芡实 5 克,枸杞子 5 克,茯苓 3 克,熟地黄 3 克,肉苁蓉 3 克,肉桂 3 克,白芍 3 克,益智仁 3 克,仙茅 3 克,泽泻 3 克,酸枣仁 3 克,山药 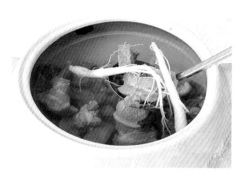 3 克,远志 3 克,当归 3 克,菟丝子 3 克,怀牛膝 3 克,淫羊藿 3 克,生姜 3 克,葱、姜、胡椒粉、盐、味精适量。

做法：

1.将鹿肉除去筋膜,洗净,入沸水泡一会儿,捞出切成小块,骨头拍破；将用料中的中药用袋装好,扎紧口。

2.将鹿肉放入锅内,再放入药袋,加水适量,放入葱、生姜、胡椒粉、食盐,置武火上烧沸,撇去泡沫,改用文火煨炖2~3小时,待鹿肉熟烂即可,捞出药袋,酌量添加味精。

饮食禁忌:

凡属身体壮实或阴虚火旺者,及在炎热的夏季,不宜服用。

十一、红醋鹿肉粒

用料:鹿肉 500 克、葡萄酒醋20 克、黑胡椒碎5 克、白糖3克、盐3克、生粉1小勺。

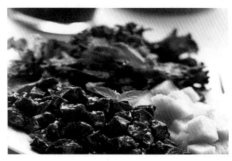

做法:

1.准备材料。

2.鹿肉切成小块,加入葡萄酒醋、黑胡椒碎、白糖、盐、生粉拌匀。

3.烧热锅,加少量油,倒入鹿肉粒。

4.中火烹到鹿肉粒变色变熟就可以了。

饮食禁忌:

鹿肉、猪肉不能同食。

小贴士:

吃的时候可以搭配些水果和蔬菜。

1.醋可以中和菜肴中的油质,促进胃的消化,不容易长肉。

2.醋在口感上虽是酸性,但进入人体却为碱性食物,能调整血液的酸碱值,让人不容易生病。

3.每天喝1杯加水稀释的葡萄酒醋,可以增加皮肤弹性,让肌肤更加红润有光泽。

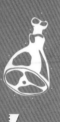

第四节　骆驼肉

骆驼肉是驼科动物双峰驼的肉。骆驼是生长在沙漠地区的动物。驼峰是骆驼的营养贮存库,与背肌相连,由营养丰富的胶质脂肪组成,在中国传统菜谱中是难得的珍肴。驼掌,即蹄掌心,肥大厚实,含有丰富的蛋白质,肉质细嫩而有弹性。骆驼肉的做法主要有煮、熏、烤三种,烹饪方法以烧、烤最为多见。

 营养价值

驼峰肉是很好吃的肉食,含有蛋白质、脂肪、钙、磷、铁及维生素 A、维生素 B_1、维生素 B_2 和烟酸等成分,其中脂肪含量为 65%,而且它的胆固醇含量很低,是一种健康肉食。

骆驼脂为双峰驼肉内的胶质脂肪,又称峰子油,性味甘温,无毒,具有润燥、祛风、活血、消肿的功效。骆驼肉益气血、壮筋骨、润肌肤,主治恶疮。骆驼奶性微热,具有滋补、安神、养阴、解毒之效。

 食用宜忌

宜
适宜气血不足、筋骨软弱无力、营养不良等人食用。

忌
骆驼肉甘温益气,一般人都可食用,但皮肤病人应少食。

挑选鉴别

　　骆驼肉呈淡红色,即使放置一段时间,颜色也变化不大,看起来无粗糙感,肌肉组织结构松软,肌肉纤维粗,弹性较差,而且肌肉与脂肪的相间现象不明显。骆驼脂肪一般有皮下脂肪层,脂肪呈堆集现象,驼脂呈润白色。肉煮熟后,驼肉一般有杂腥味或土腥味,口感发酸,腥味比牛肉重。

 营养菜谱

一、清炖骆驼肉

　　用料:骆驼肉500克,葱、姜、八角适量。

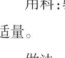
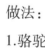

　　做法:

　　1.骆驼肉切块;

　　2.放在凉水里面;

　　3.烧开一分钟;

　　4.倒掉血沫,洗净;

　　5.放入电饭锅;

　　6.加入葱、姜、八角,选择慢炖,出锅前10分钟根据口味加入一些盐即可。

　　小贴士:

　　1.仅仅放了一点点葱、姜、八角,没有其他更猛烈的佐料。

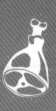

吃出营养 吃出健康——肉类的科学吃法

2.好食材吃其本身的鲜香,不要让佐料喧宾夺主。

二、骆驼肉干

用料:骆驼肉 500 克、鸡蛋 1个、淀粉少许、食用油适量、十三香适量、盐适量。

做法:

1.将骆驼肉切成手指大小的条或片;

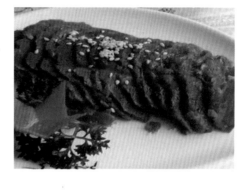

2.盆里面放点淀粉;

3.打个鸡蛋,放一点点十三香和盐;

4.搅拌均匀;

5.放入切好的肉;

6.入油锅炸干。

小贴士:

1.新鲜的骆驼肉是非常好的食材,秒杀市场上任何肉干。

2.油炸的时候,可以炸得干一点。

3.保存好,可以吃很长时间。

4.可以作为休闲零食及孩子的营养早餐。

三、红酒炖驼肉

用料:骆驼肉、西芹、土豆、红酒、鸡汤、蒜、盐、胡椒粉、蒜、橄榄油。

做法:

1.将骆驼肉用盐和胡椒粉腌制 30 分钟左右;

2.蒜切片,土豆去皮切块备用;

3.西芹切成约 2 厘米长的小段；

4.将橄榄油倒入汤锅,爆香蒜及西芹,放入骆驼肉,略煎上色；

5.加入红酒、鸡汤及土豆块,以文火煮一小时即可。

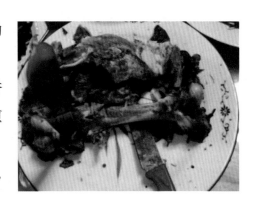

小贴士：

1.如果不喜欢吃太软的土豆,可以先煮骆驼肉,半小时后再放土豆。

2.鸡汤可用鸡精加水代替,但要避免过咸,入锅之前最好尝一下。

3.一小锅骆驼肉建议放 1/5 瓶红酒。

4.熬煮期间,要不时搅拌锅中汤汁,以免粘锅底。

5.若没有红酒可用啤酒代替,当然味道要差一些。

6.因此道菜有酒,所以不建议小孩食用。

7.骆驼肉最好用盐和胡椒粉腌 30 分钟左右,这样味道更鲜美并且无腥味。

四、葱爆驼肉丝

用料:骆驼肉（肥瘦）400克、大葱 150 克、鸡蛋清 50 克、姜10 克、淀粉（蚕豆）15 克、白酱油10 克、盐 5 克、白砂糖 10 克、味精 2 克、胡椒粉 2 克、花生油40 克。

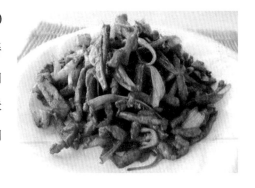

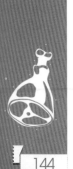

做法：

1.骆驼肉切成长 4 厘米，火柴梗大小的丝；

2.葱去根须，洗净，取葱白切成同样长度和大小的丝；

3.姜洗净，切丝；

4.蛋清、干淀粉调浆；

5.将骆驼肉丝上浆；

6.白酱油、精盐、白糖、味精、胡椒粉、清汤 30 毫升、湿淀粉调成卤汁备用；

7.锅置旺火上，热锅冷油，倒入上浆的骆驼肉丝，用筷子轻轻扒散，待骆驼肉丝变色后捞出备用；

8.锅留余油，倒入生姜丝煸一下，再入葱丝，炒七成熟时，倒入调好的卤汁，再入过油的骆驼肉丝，翻炒几下即成。

五、锅贴驼肉

原料：骆驼肉（瘦）500 克，肥膘肉 500 克，荸荠 150 克，香菜 50 克，鸡蛋 150 克，料酒 25 克，盐 4 克，白砂糖 3 克，味精 2 克，香油 15 克，花椒粉 1 克，大葱 15 克，姜 15 克，淀粉（豌豆）30 克，植物油 50 克。

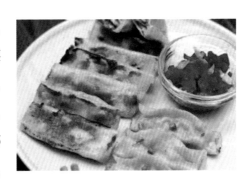

做法：

1.骆驼肉剔去筋，切薄片，再捶剁成细泥；削皮的荸荠拍烂剁碎；取 150 克肥膘肉剁碎；葱、姜捣烂，用料酒取汁，加入鸡蛋、淀粉、料酒、味精、白糖、盐和香油，搅拌成馅。

2.剩余肥膘肉下入汤锅煮熟(切勿煮烂),取出晾凉,切成直径3厘米、0.3厘米厚的圆片,共计24片,用一干净白布抹干肥膘肉片上的水分,面粘上干淀粉,逐个放入平锅内,把骆驼肉馅贴在肥膘片上,用刀按平,再贴上香菜叶。

3.用温火煎至肥膘油分排出,外焦酥内熟呈金黄色时捞出滗尽油,撒花椒粉,淋香油,摆入盘内即成。

六、鱼香骆驼肉丝

用料:骆驼肉丝200克,笋丝65克,辣油4克,泡辣椒13克,鸡蛋1只,香醋、菱粉、白糖、酱油、葱花、黄酒、姜末、精盐、蒜泥、花椒粉、味精适量。

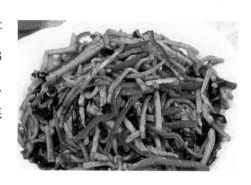

做法:

1.将骆驼肉丝放入用鸡蛋白、干菱粉、精盐调的卤内拌均匀,下锅炒一下取出。另将笋丝、泡辣椒丝入猪油锅炒一下,再将骆驼肉丝加入,用旺火炒十多秒钟,沥去油。

2.将准备好的鱼香味,即姜末、蒜泥、糖、黄酒、醋、辣油、菱粉、葱花、酱油、味精放入。

七、小炒驼肉

原料:骆驼肉、洋葱、青红辣椒、葱、姜、蒜、盐、生抽、陈醋、料酒、红糖、黑胡椒粉、油、干淀粉。

做法:

1.洋葱、青红辣椒切丝,葱、姜、蒜切末;

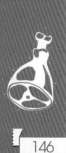

2.将冷冻的骆驼肉取出自然解冻 1 小时,横纹切成片;

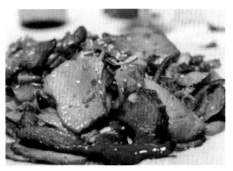

3.切好的肉用清水冲一冲,挤干水分,用盐、生抽、陈醋、红糖、黑胡椒粉、料酒将骆驼肉腌制 30 分钟左右,撒入适量干淀粉拌匀,最后加少许油拌匀;

4.热锅热油,倒入处理好的肉片快速滑炒,等肉片一变色立即盛起;

5.洗锅,热锅热油爆香葱、姜、蒜末;

6.倒入洋葱、青红辣椒丝煸炒 1~2 分钟;

7.加适量黑胡椒粉、少量盐调味;

8.倒入事先滑炒好的骆驼肉,关火,拌匀;

9.撒入葱花即可起锅。

小贴士:

1.刚买回的骆驼肉不容易切成想要的厚度,可以先将其冷冻,然后取出自然状态下解冻 1 小时左右,待肉可以切动时,即可根据需要切成合适的厚度(1.5 毫米左右)。

2.切骆驼肉要遵循顺纹切条、横纹切片的原则。

3.切好的骆驼肉用清水冲一冲挤掉水分,可以去掉骆驼肉里的血水,减少腥味。

4.骆驼肉拌完干淀粉,再加些油拌匀,油分子就会渗入肉中,当入油锅炒时,肉中的油会因受热膨胀从而破坏肉的粗纤维,这样炒好的骆驼肉自然鲜嫩可口,而且滑炒的时候,肉不会互相粘连。

5.滑炒骆驼肉时油要多、要热,火要大,骆驼肉炒七八分熟,肉一变色即可,以免太老。

6.腌制骆驼肉时已经放了盐和生抽,所以炒配菜丝时要注意盐的用量。

7.黑胡椒粉和洋葱可以中和骆驼肉的腥味,算是骆驼肉的最佳拍档。

八、木耳炒骆驼肉

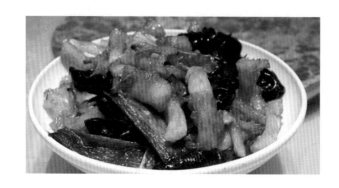

用料:骆驼肉(后腿)250克、木耳(水发)100克、菠菜25克、料酒3克、盐3克、味精3克、酱油4克、大葱5克、姜3克、植物油35克。

做法:

1.将骆驼肉洗净切片;木耳去杂洗净,撕成小片;将菠菜去杂洗净。

2.锅内油热,放入姜、葱煸香,投入骆驼肉煸炒,加入酱油、精盐、料酒继续煸炒,投入木耳,加适量水,煸炒至骆驼肉熟透,放菠菜煸炒入味,加入味精翻炒均匀即成。

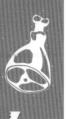

第五节　狗肉

狗肉,在中国某些地区,又叫"香肉"或"地羊"。狗在所有的家养动物中历史最久,是从狼驯化而来的。狼驯化为狗,是人类历史上的创举。我国民间有"天上的飞禽,香不过鹌鹑;地上的走兽,香不过狗肉"之说。民间还有"狗肉滚三滚,神仙站不稳"的谚语。

 营养价值

1.狗肉不仅蛋白质含量高,而且蛋白质质量极佳,尤以球蛋白比例大,对增强机体抗病力和细胞活力及器官功能有明显作用。

2.食用狗肉可增强人的体质,提高消化能力,促进血液循环,改善性功能。狗肉还可用于老年人的虚弱症,如尿溺不尽、四肢厥冷、精神不振等。冬天常吃狗肉,可使老年人增强抗寒能力。

3.狗肉味甘、性温、咸,归脾、胃、肾经;狗肉有温补脾胃、补肾助阳、壮力气、补血脉的功效。狗肉温肾壮阳,用于肾阳虚所致的腰膝冷痛、小便清长、小便频数、浮肿、耳聋、阳痿等症;温补脾胃,用于脾胃阳气不足所致的脘腹胀满、腹部冷痛等症。

 食用禁忌

1.患非虚寒病的人不宜吃狗肉

狗肉属热性食物,一次不宜吃多。凡患咳嗽、感冒、发热、腹泻和阴虚火旺等非虚寒病的人不宜食用。

2.半生不熟的狗肉不宜吃

只要是肉类,都要保证完全熟透才可以食用,狗肉也是一样。半生不熟的肉类,坚决不能吃。如果吃了未熟透的狗肉,狗肉中滋生的旋毛虫会感染人体。这样不仅没有滋补功效,还危害健康。

3.疯狗肉切记不能吃

疯狗的唾液中含有狂犬病毒,操作时只要人体皮肤有破损,就可能染上病毒,因此疯狗肉应坚决忌食。

对于患有"狂犬病"以及其他疾病死亡的狗肉,要绝对禁食,应挑选健康的、注射过狂犬疫苗的肉狗。

4.吃狗肉不宜吃大蒜

狗肉性热,大蒜辛温有刺激性,狗肉温补,大蒜熏烈,同食助火,容易损人,特别是对火热阳盛体质的人来说,更应当忌食。

由于大蒜的挥发性物质可抑制胃液分泌,而狗肉性热,所以吃狗肉时若大量食用新鲜大蒜,可能会引起胃肠不适,也不利于狗肉的消化吸收。

因此,吃狗肉时不应大量食用新鲜大蒜,但若是狗肉炒大蒜、青蒜或蒜苗则无须顾忌。

5.吃狗肉时不宜饮茶

狗肉中含有丰富的蛋白质,而茶叶中鞣酸的成分比较多,如果在吃过狗肉后立即喝茶,很容易会使茶叶中的鞣酸与狗肉中的蛋白质结合为鞣酸蛋白。

这种物质有收敛作用,使肠蠕动的能力减弱,从而产生便秘。代谢产生的有毒物质和致癌物滞留在肠内被动吸收,不利于身体健康,所以吃狗肉后不宜喝茶。

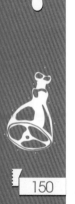

挑选鉴别

1.要从正规的摊点、超市购买狗肉。

2.新鲜的狗肉,肉质是呈红色的,而且闻起来没有腥味,而毒狗肉看上去很苍白。

3.掰开狗嘴,看看里面是否有残留的物质和药物的异味。

4.看皮肤。正常宰杀的狗,肉看上去是很有光泽的,但是毒狗肉的皮肤不仅无光泽,其颜色还偏暗。

 营养菜谱

一、红烧香辣狗肉

用料:狗腿肉,姜,大葱,新鲜红尖椒,大葱,蒜苗,八角,桂皮,花椒,豆瓣酱,黄酒,生抽,蒜,干辣椒。

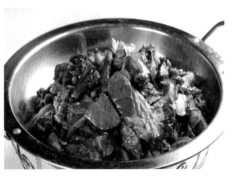

做法:

1.狗肉事先加姜片,用高压锅炖熟,上汽 20~25 分钟即可,根据肉质决定要不要汆水;

2.熟狗肉切块,姜切片,蒜切末,大葱切小段,蒜苗切段,新鲜红尖椒两个切条,干辣椒几个切段,八角、桂皮洗净沥干,郫县豆瓣酱切碎;

3.热油炸花椒、桂皮、八角、干辣椒,等干辣椒的颜色变成深红,关火把香料捞出不要,再用这个油爆香姜、蒜、大葱,香味出来了放豆瓣酱,炒出红油后放狗肉块炒匀,充分上色后放一瓶盖到半瓶盖黄酒(具体按狗肉量而定),放新鲜红辣椒条继续炒,再放生抽(大约为黄酒的两至三倍),酌情加盐(一般不用放盐,生抽、豆瓣酱有咸度),入味后再放蒜苗炒熟起锅。

小贴士:

去腥工作一定要做好,否则有一股狗腥味就不好吃了。

二、爆炒手撕狗肉

用料:狗腿肉、青辣椒、红辣椒、葱、姜、蒜、生抽、老抽、黄酒、花椒、盐。

做法:

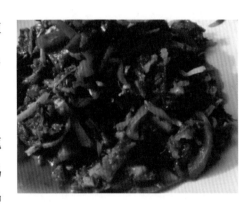

1.狗腿肉(肉狗)加姜片炖熟,剔骨,把肉撕成类似手撕鸡那样的小段。高压锅炖30分钟以内即可熟透,喜欢有嚼劲的炖20~25分钟。

2.独蒜一个切碎(我用的是大独蒜,一个蒜头的量,小独蒜或蒜瓣拍碎即可),黄姜一小块切细丝,小葱一小把切段,葱白和葱绿分开。青红椒斜切,最好是尖椒,带点辣味。

3.锅烧热,入油,放一小把花椒粒炸酥捞出。炸过花椒后的油温很高,捞之前用厨房纸擦擦铲子上的水分,避免炸锅。

4.趁油热,放葱白段和姜、蒜炝锅,喜辣者可加一勺剁椒酱,炒出香味后放青红椒段,撒一小勺盐,大火炒匀,再加狗肉,翻炒片刻,加半瓶盖酒(如果剁椒酱里有白酒,就放白酒,如果之前没有加白酒且狗肉腥味不重,加黄酒)。加酒后翻炒片刻,再加生抽,大约为白酒量的2~

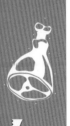

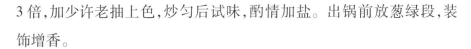

3倍,加少许老抽上色,炒匀后试味,酌情加盐。出锅前放葱绿段,装饰增香。

小贴士:

如果喜欢辣,可以加几个干辣椒。

三、狗肉汤

用料:鲜狗肉、大豆油、酱油、精盐、味精、大蒜末、大葱末、香菜末、辣椒面、胡椒面、芝麻(焙好)、鸡蛋。

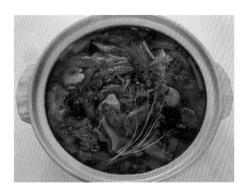

做法:

1.将狗肉洗净切块,泡入冷水中。

2.锅内加水烧开,放入肉块再烧开,撇去浮沫,撇出浮油备用,然后改小火慢慢煮熟。

3.炒勺内加大豆油烧热,放入辣椒粉及浮油炒香,盛入碗内。

4.将熟狗肉去骨取肉,撕成细丝,调入熟芝麻、葱丝、胡椒粉、酱油、精盐等调料,腌渍入味,抓入碗内,撒上香菜末,浇上辣椒油,倒上滚开的煮肉原汤,打入鸡蛋液即成。

四、狗肉火锅

用料:狗肉、紫苏子、芝麻酱、腐乳、腌韭菜花、辣椒油、香菜沫、蒜、葱、醋、香油、盐、味精、胡椒粉、黄酒。

做法:

1.取每块重约700克的狗肉5块,用清水浸泡30分钟,捞出沥干;

2.大锅内放入水,将洗净泡好的狗肉放入锅内煮开,撇去浮沫,烫透后捞出洗净杂质;

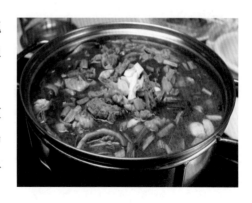

3.将狗肉块和紫苏子一起放入锅内,加足水,盖上锅盖,用中火煮 3 ~ 4 小时,皮烂肉离骨即可;

4.把煮好的狗肉块捞在盆里,用手把狗肉撕成丝,码在盘内;

5.取狗骨头 300 克再放锅内煮,煮得时间越长、汤汁越白,味道越鲜美,汤色以乳白为佳;

6.芝麻酱、腐乳分别加凉开水调匀成芝麻酱汁和腐乳汁;

7.芝麻酱汁和腐乳汁与腌韭菜花、辣椒油、香菜末、蒜泥、葱丝、香醋、香油、精盐、味精、胡椒粉等各佐料,分别装入小碗中,备用;

8.火锅内放入煮狗肉的汤,再用烧红的木炭烧开,加入精盐、味精、黄酒;

9.火锅端上桌,放入撕好的狗肉丝;

10.吃肉时蘸调配好的佐料即可。

五、辣子狗肉

用料:狗肉、葱、姜、蒜、干辣椒、盐、酱油、黄油、豆瓣酱、花椒、茴香、桂皮、陈皮、味精。

做法:

1.狗肉切片,葱切段,姜切片,蒜去皮,干辣椒切段。

2.狗肉用盐、酱油、黄酒浸渍一段时间。

3.炒锅置旺火上,下油烧至五成热,将狗肉入锅稍炸,倒出沥油。

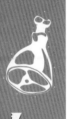

4.锅留余油烧热,放豆瓣酱炒出香味,下葱段、姜片、蒜、干辣椒略炒,加适量清水,投入狗肉和花椒、茴香、桂皮、陈皮,旺火烧沸,撇去浮沫,改小火焖约1小时,待狗肉汁浓肉烂时拣去香料,下味精,收浓卤汁,出锅装盘即可。

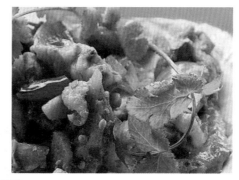

六、麻辣狗肉

用料:净狗肉500克,花椒3克,大蒜20克,油50克,酱油25克,盐、味精少许,料酒15克,干辣椒5克,姜、麻油、葱、鸡汤适量。

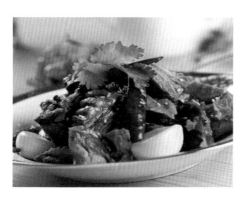

做法:

1.将狗肉放在清水中浸泡3~4小时,捞出控净水,切成片,装碗内,加料酒少许水淀粉抓匀。干红辣椒去蒂去籽,切成细丝。

2.坐锅,加猪油,烧至五成热时,将浆好的狗肉片倒入锅内滑散,视肉片色白滑透时倒入漏勺,控净油。

3.原锅留底油,用葱、姜、蒜炝锅,再放入狗肉片,加盐、酱油、鸡汤适量翻炒至熟,加点味精,出锅装盘。

4.辣椒丝炸一下,加麻油少许烧热,放入花椒粒稍炸一下,将花椒粒捞出不要,倒入盘内的狗肉片上即可。

七、炖狗肉

用料:狗肉 250 克,覆盆子(干)15 克,陈皮 6 克,巴戟天 15 克,姜 15 克,料酒 10 克,酱油 10 克,味精 1 克,盐 3 克,植物油 25 克。

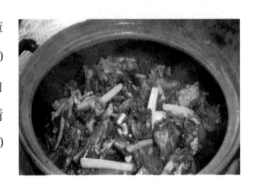

做法:

1.先将狗肉洗净,切块备用;

2.在锅中加适量植物油,加热至六成,放入狗肉翻炒,加适量清水煮一会儿;

3.放入覆盆子、巴戟天、陈皮、生姜,用文火将狗肉炖至熟烂;

4.加入酱油、料酒、盐、味精,再炖 10 分钟出锅即可。

八、砂锅焖狗肉

原料:狗后腿肉 500 克、薄荷 100 克、白糖 10 克、白酒 10 克、陈皮 10 克、山奈 10 克、八角 6 克、草果 10 克、花椒粒 2 克、精盐 20 克、植物油 120 克、豉油 20 克、上汤 150 克、盐适量。

做法:

1.将狗肉切成 4 厘米见方的块,用清水漂洗 2 次,控干水分,将薄荷洗净,摘取嫩尖;

2.炒锅注入植物油,烧至七成热,下草果、八角、花椒、白糖、盐、陈皮、山奈、豉油,下狗肉煸炒 20 分钟,注入上汤,烧开后倒入砂锅。把白酒分两次加入砂锅,改用小火,焖约 1 小时,汤汁收稠时,放上薄荷即可。

小贴士:

1.狗肉用清水漂洗干净,熟后膻味大减,肉香四溢。

2.砂锅焖狗肉,大火烧开,小火慢炖,以狗肉酥烂为度。

3.薄荷烫一烫即可,若经煮沸,香味尽失。

九、酸辣狗肉

原料:鲜狗肉 1500 克、香菜 200 克、泡菜 100 克、干红椒 5 只、冬笋 50 克、绍酒 50 克、小红辣椒 15 克、精盐 5 克、青蒜 50 克、酱油 25 克、味精 1.5 克、醋 15 克、胡椒粉 1 克、湿淀粉 25 克、桂 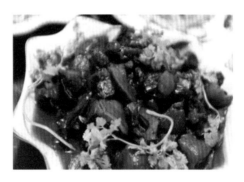 皮 10 克、芝麻油 15 克、葱 15 克、熟猪油 100 克、姜 15 克。

做法:

1.将狗肉去骨,用温水浸泡并刮洗干净,下入冷水锅内煮沸捞出,用清水洗两遍;放入砂锅,加入葱、姜、桂皮、干红椒、绍酒 25 克和清水,煮至五成烂时,将狗肉切成 5 厘米长、2 厘米宽的条;将泡菜、冬笋、小红辣椒切末,青蒜切段,香菜洗净。

2.炒锅置旺火上,放入熟油 50 克,烧至八成热时入狗肉爆出香味,喷绍酒,加入酱油、精盐和原汤,烧开后倒在砂锅内,用小火煨至酥烂,收干汁,盛入盘内。

3.炒锅内放入熟猪油,烧至八成热,下入冬笋、泡菜和红辣椒炒几下,倒入狗肉原汤烧开,放入味精、青蒜,用湿淀粉调匀勾芡,淋入芝麻油和醋,浇盖在狗肉上,周围撒上香菜即成。

第五章　新型肉

第一节　功能性新型肉制品概述

功能性肉制品概况

我国是肉制品生产大国,肉类食品在人们的食物结构中占有重要的位置。它为人类提供了优质蛋白质,对人体组织的结构和修复具有极其重要的作用。此外,肉类食物还含有人体细胞的重要成分——卵磷脂,它对神经、大脑的发育和保健有着重要作用。肉类食物中还有丰富的维生素,这些都是人体生长发育和保持健康必需的物质。但从我国肉制品产销情况来看,肉制品的开发还处于初级阶段。在我国居民膳食结构中,优质蛋白质、矿物质、维生素等营养物质含量不足,需要用外源物补充,因此开发功能性肉制品是今后肉类食品工业发展的重要领域。

所谓功能性肉制品,是指将具有一定保健功能的因子、微量元素及营养强化剂加入传统的肉制品,采用纯天然食品品质保持剂(防腐剂),经食用而达到一定保健目的的肉制品。目前,肉制品中前景较好的功能性产品大致包括低脂肉制品、低硝酸盐肉制品、含膳食纤维肉制品以及其他类型功能性肉制品。

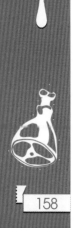

吃出营养 吃出健康——肉类的科学吃法

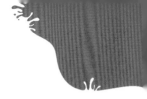
低脂肉制品

我国肉制品的脂肪含量一般为30%，一定含量的脂肪为肉制品提供了丰富的风味、多汁的口感及适宜的嫩度，但脂肪含量过高会严重影响人们的身体健康，容易引起高血脂、高血压等疾病。但是简单地降低肉类制品的脂肪含量，会影响产品的香气和烹调性能。有关资料表明，一般脂肪含量低于16%，将严重影响肉制品的可接受性。

如江苏古城如皋的特产脱脂肉便是低脂肉制品。该肉脂肪含量低，可即制即食，也可包装送亲友。该食物油而不腻，入口爽滑，令人回味无穷，老少咸宜。

低硝酸盐肉制品

亚硝酸盐是重要的食品添加剂，具有发色、抑菌和增香等作用，然而亚硝酸盐对人体有害，各国对食品中亚硝酸盐添加量均有严格限制。我国对亚硝酸盐的添加量也有规定，要求肉制品成品中的亚硝酸含量≤0.03g/kg，最大添加量不能超过0.15g/kg。降低亚硝酸盐在肉制品中的残留量是个亟待解决的问题。目前还没有一种完全能代替亚硝酸盐的添加剂，所以人们采用的措施主要有以下三点：

1.降低肉制品中亚硝酸盐的使用量；

2.使用天然着色剂和增味剂代替亚硝酸盐的发色增香作用；

3.尝试使用新型完全添加剂（如乳酸链球菌素、磷酸盐等）代替亚硝酸盐的抑菌防腐抗氧化功能，以减少对人体的危害。

含膳食纤维肉制品

膳食纤维指纤维素、半纤维素、果胶和木质素等，这些物质虽然不能被人体消化吸收,但可刺激胃肠蠕动,防止便秘,还能加速消化道内有害外来物的排出,有预防大肠癌、结肠癌的作用。

燕麦是一种重要的膳食纤维来源,与其他谷物膳食纤维一样,燕麦纤维包括水不溶性膳食纤维(IDF)和水溶性膳食纤维(SDF)。燕麦纤维对人体具有重要的生理功能,燕麦所含的SDF,特别是其中的β-葡聚糖能有效降低血中胆固醇含量。燕麦IDF可增加消化道内容物体积,有利于体内有害物质排到体外。

燕麦纤维及其β-葡聚糖对胃肠道影响的多样性和其具有的降血脂、改善血糖和胰岛素等功能,使燕麦及其组分具有广阔的应用前景。

燕麦粉添加量为14%时,所得复合火腿肠具有较为理想的质构,但是随着燕麦粉添加量的增加,复合火腿肠的保水性呈略微上升趋势,这可能是由于燕麦粉的添加,改善了火腿肠的内部结构,从而提高了火腿肠的保水性。

含膳食纤维的肉制品有麦粒火腿肠、豌豆火腿肠、燕麦火腿肠、蔬菜类火腿肠。

其他类型功能性肉制品

1.添加铁、锌、钙强化剂,补充矿物质和维生素的肉制品。

2.添加具有抗疲劳、防止肥胖功能的低聚糖肉制品。

3.肉类用料中添加某些果蔬类谷物类食物,复合研制出同时具有动植物营养成分的肉制品。

功能性肉制品是当前国内外食品工业研究开发的热点,在这方面我国起步相对较晚,虽然发展速度较快,但研究水平不高、开发的层次较低。然而作为人们重要的食物来源,功能性肉制品有良好的发展前景。控制用料和加工过程中带来的有害成分、优化肉制品的功能特性

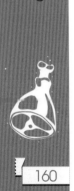

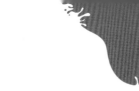

符合现阶段消费者的需求。功能性肉制品的研制是肉品工业发展的大势所趋,应大力研究开发适合国人消费习惯和食用特性的功能性肉制品,同时还应加大宣传力度,积极引导人们改变饮食观念,从而提高生活水平。

第二节 发酵新型肉制品

黎巴嫩大香肠

黎巴嫩大香肠主要用料是奶牛肉,该产品对于消耗我国大量淘汰奶牛具有重要的经济意义,但用传统工艺加工的黎巴嫩大香肠,加工周期长,不利于工业化生产,需要进行配方及工艺的改进。

(1)注意事项

黎巴嫩大香肠是传统产品,不需冷藏贮存。

香肠在烟熏炉内熏制和在金属盘内烤制,烟熏炉顶部应有能开关的通风窗。

(2)禁忌与副作用

儿童、孕妇、老年人、高脂血症患者少食或不食,肝肾功能不全者不适合食用。

塞尔维拉特香肠

它是一种欧式半干香肠,大多数国家根据它的用料,把它命名为塞尔维拉特香肠。

(1)制作关键控制点

必须选用合格的修整碎肉,在熏制期间,香肠的内部温度必须达到59℃。

(2)禁忌与副作用

儿童、孕妇、老年人、高脂血症患者少食或不食,肝肾功能不全者不适合食用。

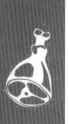

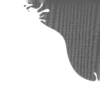

萨拉米香肠

萨拉米香肠作为一种世界著名的意大利美食产品,在欧洲相当畅销。它是一种经过发酵,干燥而成的货架期稳定的香肠。这种香肠主要精选自不同部位的猪肉,肥瘦搭配比例大约4∶10。

(1)萨拉米香肠的吃法

萨拉米香肠可生吃,与沙拉很匹配,建议切成薄片,进食时才逐片撕去肠衣。

除了沙拉,它还可以配干果(如核桃、无花果干、松子、葡萄干等)、奶酪等吃。也可以把它切成片,放在烤酥的法棍面包中,配上生菜叶、奶油芝士片,当三明治吃(如果放入微波炉加热 10~20 秒,让奶油化开,味道更好)。

还可以把奶油加热烧开后,加入适量的盐和胡椒,放入萨拉米碎丁,然后浇在煮好的意大利面上吃(如果再铺上一层马苏里拉芝士片,放在微波炉或烤箱中焗一下会更香浓)。西班牙人喜欢用红酒煮萨拉米香肠,或以西红柿、洋葱和萝卜焖煮。也可以选择较细小的萨拉米香肠,让小朋友当零食吃。

(2)禁忌与副作用

儿童、孕妇、老年人、高脂血症患者少食或不食,肝肾功能不全者不适合食用。

西式发酵火腿

西式火腿起源于欧洲,在北美、日本及其他西方国家广为流行,鸦片战争以后传入中国,因其肉嫩味美而深受消费者欢迎。西式火腿一般由猪肉加工而成,与中国传统火腿,如金华火腿的形状、加工工艺、风味等有很大区别,主要包括带骨火腿、去骨火腿、盐水火腿等。其中除带骨火腿为半成品,在食用前需熟制外,其他种类的火腿均为可直接食用的熟制品。西式火腿色泽鲜艳、肉质细嫩、口味鲜美、营养丰富、食用方便。

品质鉴别

西式火腿属于低温肉制品,生产过程的控制、包装用料的质量、产品的保存条件等都有可能造成污染,使微生物超标,对产品质量产生影响。因此,建议消费者在购买西式火腿时,注意以下几点:

看冷藏温度。西式火腿应在 0~4℃ 的条件下保存,如果商场放置产品的冷柜温度达不到,产品容易变质,不宜在条件达不到要求的冷柜中选购此类产品。因为,若冷藏柜的温度过高,或产品经常被顾客翻动,会造成产品温度上升,有利于细菌繁殖,影响肉食品质量。

看产品包装。西式火腿是直接入口的食品,不能受到污染,包装要密封、无破损、无胀气。包装胀气的产品已变质,不能食用。

看产品标签。产品包装上应标明品名、厂名、厂址、生产日期、保质期、执行的产品标准、用料表、净含量、QS 准入标志。要挑选近期生产的,在保质期内的产品。

中式火腿

中式火腿指带皮、骨、爪的鲜猪肉后腿,经腌制、洗晒或风干、发酵,加工而成的具有中国火腿特有风味的肉制品。

它的特点是:皮薄肉嫩,肉质红白鲜艳,肌肉呈玫瑰红色,具有独特的腌制风味,虽然肥瘦兼具,但食而不腻,容易保藏。比较出名的有浙江的金华火腿、云南的宣威火腿和江苏的如皋火腿等。

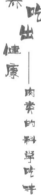

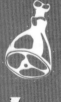

中式火腿大致分为:长江以南地区的南火腿,长江以北地区的北火腿,云贵川地区的云火腿。

以火腿产地分类:浙江省的金华火腿、浙江火腿;江西省安福县的安福火腿;江苏省如皋市的如皋火腿;云南省宣威市的宣威火腿,鹤庆县的鹤庆圆火腿;四川省冕宁县的冕宁火腿,达县地区的达县火腿;湖北省的恩施火腿;贵州省威宁地区的威宁火腿等。

以火腿成品的外形分类:竹叶形的竹叶火腿,琵琶形的琵琶火腿,圆形的圆火腿,方盘形的盘火腿。

以加工腌制时的季节分类:腌制于初冬的早冬火腿,腌制于隆冬季节的正冬火腿,腌制于立春以后的早春火腿,腌制于春分以后的晚春火腿,其中以正冬火腿品质最佳。

第三节　新型仿肉

产品特点

1.蛋白质含量高。

2.低脂肪。

3.不含胆固醇。

4.农作物制品(豆、小麦、花生等)。

因为这些特点,使其适合各类消费者。

产品特征

1.不以动物肉为用料,是素肉。

2.具有类似肉的风味。

3.具有类似肉的组织口感。

4.外形酷似肉。

食用做法

食用前用开水浸泡素肉20~30分钟,待发开后,挤干水分,将素肉加工成需要的形状,可凉拌、炝拌、入馅、炒、炸、涮。素肉本身已是熟食品,可放心食用。一般用孜然、味精调味,可略微放一点辣椒,味道极佳。

营养价值

1.素肉组成的膳食对改善、预防一系列慢性病有好处。

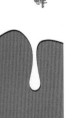
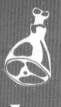

2.以素肉为主的膳食能抵御一些有害物质对健康的影响,如大家都知道吸烟有害健康,但以植物性食物为主的人和以动物性食物为主的人,对吸烟危害的耐受力不一样,前者能在一定程度上减少这种危害。

食品应用

1.在菜肴应用方面

以植物组分为用料制成的素肉制品,因具有均匀的内部组织结构,类似动物肉的口感、特性和烹饪属性,可广泛应用于凉拌菜及经煎、炒、烹、炸处理的各类菜肴。由于素肉制品通常以大豆组织蛋白等低成本、高营养组分用料制成,不仅可满足素食主义者的偏好,还可迎合"三高"人群,以其替代肉制品,不失为一种绝佳的选择。

2.素肉在肉制品应用方面

素肉制品因具有良好的吸水性和保油性,在添加到肉制品的过程中,不但不会改变产品特性,还可以提高蛋白质含量和颗粒完整性,是非常理想的肉制品添加物。已有人将大豆组织蛋白素肉添加到肉丸、饺子及肉肠等食品中替代瘦肉,通过与动植物蛋白配合食用,大大提高了蛋白质的生理价值。

3.素肉在方便食品应用方面

将素肉制品应用于方便食品中,不仅能满足人们的感官需求,也可为食用者提供优质蛋白质和丰富的营养元素。素京酱肉丝、素啤酒鸭、素鱼香肉丝、素梅菜扣肉等方便菜肴均为此类食品的典型代表。此类食品食用方便,可即开即食或通过简单加热、热水浸泡等方式达到食用要求,正越来越受快节奏生活人群的欢迎。人们熟知的方便面素肉料包即是由这种素肉制品制作而成。

4.素肉在休闲食品应用方面

随着消费者对休闲食品数量和品质需求的不断增加,低脂肪、低糖、低添加剂、高蛋白质、高营养素、高纤维含量成为营养、健康、美味休闲食品的发展方向。素肉制品蛋白质含量高,富含多种矿物质、维生素、无机盐及微量元素,不含脂肪,具有仿肉口感绝佳、风味吸附力强等特点,是制作营养丰富、风味各异的各类休闲食品的上好之选。植物蛋白素肉在台湾地区和日本,已成为消费者的休闲食品。

5.素肉在营养保健食品应用方面

素肉制品是以植物组分为用料精制而成的仿肉食品,依照生产用料不同,富含的营养物质各不相同,或高蛋白质、低脂肪、无胆固醇,或富含膳食纤维、植物多糖、多种矿物质、维生素等。在为消费者提供充足营养的同时,有效避免了因食用动物肉制品带来的不健康隐患,对于心血管疾病、动脉硬化、糖尿病、高血压、肥胖症等疾病具有辅助治疗作用,因此可广泛应用于营养保健食品及食谱中。

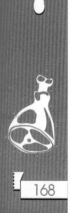

第六章 肉及肉制品的安全问题

肉制品不安全因素贯穿于肉类食品供应的全过程。我国肉制品的主要质量问题是微生物超标严重,食品添加剂、亚硝酸盐残留量超标严重等,主要可以归为生物性危害、化学性危害和物理性危害三大类。就整个食品领域而言,生物性危害可能造成疾病的广泛暴发,人们对生物性危害极为重视。但除生物性危害外,化学性危害也会造成食源性疾病,物理性危害对食品消费者的安全也有影响。

生物性危害

肉制品加工操作处在一种或多种生物性危害中,这些危害或者来自动物用料本身,或者发生在加工过程中。生物性危害可以分为寄生虫危害和微生物危害。

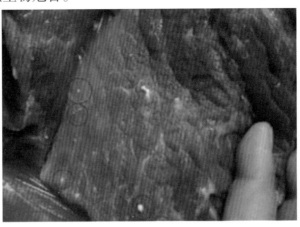

（1）寄生虫的幼虫通过带病的新鲜猪肉、牛肉等动物的消费侵染人体。寄生虫侵染可以通过良好的动物饲养和兽医检验，结合加热、冷冻、干燥、盐腌等做法预防。

（2）微生物超标是这类产品不安全的主要问题。屠宰后的动物即丧失了先天的防御机能，微生物侵入组织后迅速繁殖，特别是动物性食品含有丰富的蛋白质，为微生物的繁殖提供了很好的养料，所以在加工过程中极易被污染。参与肉类腐败过程的微生物是多种多样的，一般常见的有腐生微生物和病原微生物。腐生微生物包括细菌、酵母菌和霉菌，它们污染肉品，使肉品发生腐败变质。它们都有较强的分解蛋白质的能力。病畜、禽肉类可能带有各种病原菌，如沙门氏菌、金黄色葡萄球菌、结核分枝杆菌、炭疽杆菌和布氏杆菌等。它们对肉的主要影响并不在于使肉腐败变质，而是传播疾病，造成食物中毒。比如沙门氏菌能产生一种毒性比较强的内毒素——沙门氏菌毒素。沙门氏菌毒素中毒，大多由动物性食物引起，尤其以肉类产品为主。沙门氏菌污染食品后，即使达到相当的程度，也很难用感官发现。主要的原因是沙门氏菌不产生具有可感觉到的外部特征（如气味、外形、外观等）。沙门氏菌毒素中毒，是在人们摄入了大量的沙门氏菌后，才发生的。进入人体的沙门氏菌，定居于小肠，然后穿透上皮细胞层而发生作用。一般中毒发作时间在8~24个小时。中毒者会产生恶心、呕吐、腹泻、发热等急性胃肠炎症状，大多数人可经2~4天复原，中毒严重者也可以致死。

化学性危害

从动物生长到动物性食品加工消费整个过程中的任何阶段都可能发生化学性危害。化学性危害是指有毒的化学物质污染食物而引

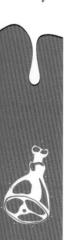

起的危害,包括常见的食物中毒。化学性危害的主要来源包括天然毒素、农药残留、兽药残留、重金属超标、滥用食品添加剂、食品包装材料及放射性污染等。对于肉类加工业来说,化学性危害主要存在于添加剂的违规使用。我国是全世界肉类生产与消费大国,随着肉品工业的迅速发展,食品添加剂在肉制品中的作用越来越重要,运用越来越广泛。目前,在肉制品中常用的添加剂有水分保持剂、发色剂和发色助剂、增稠剂、食用色素、调味料及香精。正确地使用这些添加剂不仅能改善肉制品的色、香、味、形,而且在提高食品质量,降低产品成本方面起着关键作用。

国人提起食品添加剂,往往持否定态度,食品专家却表示,这是一个误区,合理使用添加剂对人体健康有益无害,但过量添加会对人体造成伤害。

近年来,在肉类食品产品质量国家监督抽查中发现,企业滥用添加剂现象严重。

物理性危害

物理性危害物是指可以引起消费者疾病或损伤,在食品中没有被发现的外来物质或物体;也会给生产造成严重损失,导致产品召回、生产线关闭甚至法律纠纷等问题。

物理性危害主要包括各种外来物质对食品的污染、掺杂从而造成的危害,一般只要严格控制,即可达到要求。同生物和化学危害物一样,物理性危害物能在动物性食品加工的任何阶段进入食品产品。物理性危害物有玻璃、金属、石头、木块、塑料和害虫残体等。成品中的物理性危害有几个来源,如被污染的材料,设计或维护不好的设施和设备,加工过程中错误的操作,及不恰当的人员培训与实践。

控制物理性危害因素的措施主要有：严格把控原材料采购，要求原料供应商采取有效措施保证原材料的卫生安全，原料进厂后抽样检验合格方允许使用；在生产加工过程中采取有针对性的除去某些物理有害因素的措施，如金属探测器能发现食品中的金属微粒、X 射线技术能发现食品中各种异物（特别是骨头碎片）、磁铁能除去铁质、震筛和过滤器能去除较大异物等；加强操作卫生和个人卫生的管理，防止因不良的操作和卫生习惯而引入异物；加强对设备设施的维护和保养等。

吃出营养 吃出健康——肉类的科学吃法